Vorsicht am Ende der Überholspur

Larissa Amreck

Vorsicht am Ende der Überholspur

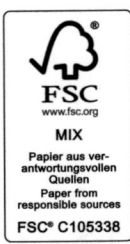

Bibliografische Information der Deutschen Nationalbibliothek:
Die Deutsche Nationalbibliothek verzeichnet diese Fublikation
in der Deutschen Nationalbibliografie; detaillierte bibliografische
Daten sind im Internet über http://dnb.dnb.de abrufbar.

Satz, Umschlaggestaltung, Herstellung und Verlag:
BoD – Books on Demand

ISBN: 978-3-8482-6943-3

Inhalt

Claudicatio intermittens[1]

Für mich zum Lesen, denn das Laufen wurde ständig unterbrochen.

Ich heiße nicht Koch noch Kaiser, Köster oder Lierhaus, bin weder Star noch Millionär oder beides zusammen – außerdem habe ich nicht Tausende von Euros, die ich ausgeben kann, um professionelle Hilfe beim Erstellen meines Büchleins zu bezahlen. Auch lädt mich keiner zu einem Interview ein, um einer großen Breite meinen Bericht zu schildern. Es würde vermutlich keinen interessieren. Ich bin in der Branche – neudeutsch gesagt – ein „No-Name", auch wenn das im Englischen in Verbindung mit „cigarettes" „Billigzigaretten" heißt. Trotzdem habe auch ich einen Leidensweg hinter mir, den ich mit Hilfe meines Reise- oder auch Krankentagebuchs verarbeiten möchte und muss.
Viele Monate haben Ärzte, Schwestern und Angehörige mich unterstützen müssen, damit ich wieder richtig laufen konnte. Nach ungefähr zwölf Monaten kann ein Neugeborenes laufen, mal früher, mal später. Innerhalb von zwölf Monaten sterben viele Menschen.
Ich habe durch die vielen Behandlungen und Eingriffe gelernt, bewusster zu leben, das Leben in erster Linie für mich zu gestalten und mich nicht nach den anderen zu richten, wer auch immer sie sind – ob Familie, Chefs oder Arbeitskollegen.
Das Leben findet heute statt und kann morgen schon zu Ende sein.
Auch gehe ich wieder etwas zügiger durch die Straßen, Schaufenster kann ich aber nicht mehr ertragen, nicht mal das Wort.

Ich benenne absichtlich wenige Personen namentlich. Sollten sich bei weiteren Beschreibungen oder Erläuterungen Ähnlichkeiten mit realen Personen einstellen, dann sind das Zufälle oder aber die Jacke passt.

---

[1]   Claudicatio intermittens: lat. für „das Hinken". Siehe Glossar.

Oktober 2008

Was hatten wir uns auf den **Oktober 2008** gefreut. Ich konnte es nicht erwarten, dass mein Mann endlich von seiner Auslandsmontage zurückkam. Es war fast immer so: Hektik bis zur letzten Minute, ehe wir vielleicht mal an den Urlaub denken konnten.

Allerdings gibt es um uns herum immer wieder Menschen, die uns die Urlaube nicht gönnen. Doch jeder ist für sein Leben selbst verantwortlich, muss das Beste daraus machen; denn jeder hat nur ein Leben auf Erden. Ich lasse mich nicht für andere Menschenschicksale verantwortlich machen. Ich will leben, doch das Leben ist nicht immer einfach und schon gar nicht fair. Als mein Mann endlich zurückkehrte, fing ich gleich an, wie gewohnt unsere Koffer zu packen, denn es blieben nur zwei Tage, um die mitgebrachte Wäsche zu waschen und in die Schränke zu verstauen bzw. die neue zu verpacken.

Ich kann es nicht leiden, wenn wir in den Urlaub fahren und die Wohnung ist nicht aufgeräumt oder die Wäsche liegt verstreut umher. Meine Wohnung muss so verlassen werden, dass jeder zu jedem Zeitpunkt in alle Räumlichkeiten gehen kann, ohne zu erschrecken.

Es war also eine ganz schöne Hektik, ehe wir zum Flughafen aufbrachen. Auch war es nicht das erste Mal, dass wir auf unsere spanische Lieblingsinsel Fuerteventura flogen. Diese Trauminsel ist eine der Kanarischen Inseln. Was sich dann in diesem Urlaub ereignete, hatte natürlich eine Vorgeschichte, die, so wusste ich damals noch nicht, schon mit meiner Krankheit in enger Verbindung stand. Gott sei Dank ahnte ich zu diesem Zeitpunkt noch nichts davon.

Mai 2008 – kurze Rückblende

Der 15. Mai 2008 war ein Tag, der mir unvergessen bleiben wird. Bei mir wurde ein Blutdruck von 243/141 festgestellt. (Welche Werte sollte ein „normaler" **Blutdruck**[2] haben? Siehe Glossar.) Bereits viele Tage zuvor bemerkte ich ein zunehmend heftiges Schwindelgefühl, etwas, was ich auch vorher noch nie hatte, nicht kannte. Bis zu diesem Zeitpunkt kannte ich das Wort „Blutdruck" als Marker für eine Krankheit nicht, geschweige denn hohen Blutdruck.
Ich hatte dieses Schwindelgefühl auf den Stress und die viele Arbeit, die Überarbeitung, zurückgeführt.

Auch bei Einkäufen in der Stadt fiel es mir zunehmend schwerer, zügig zu meinem Auto zurückzulaufen. Der Weg wurde immer weiter, das rechte Bein fing an zu schmerzen, wie bei einem leichten Muskelkater. Ich ignorierte es einfach, weil eine Minute später alles wieder beim Alten war und ich es auf die dauernde Hektik schob, welche daraus resultierte, dass ich viele Tätigkeiten parallel erledigen musste.
So erzählte ich niemandem etwas davon, auch nicht meinem Mann.
Was hätte ich ihm auch sagen sollen? „Hör mal, meine rechte Wade tut weh, ich musste kurz stehen bleiben?" Lächerlich, oder?

Der heutige Arbeitsprozess verlangt multiples Können. Viele Kompetenzen müssen zeitgleich abgerufen werden, um verschiedene Arbeiten parallel zu erledigen, ohne das Ziel der einzelnen Aufgabe und den Zeitplan insgesamt aus dem Auge zu verlieren.
Es ist daher kein Wunder, dass immer mehr Menschen, die im Arbeitsleben stehen, am sogenannten **Burn-out-Syndrom**[3] erkranken, auch wenn diese Krankheit nicht einheitlich definiert ist.
Ich denke, der Mensch verliert irgendwann die Übersicht über die noch zu erledigenden Aufgaben, er verliert Termine aus den Augen, ist dem Druck

---

2 Siehe „Blutdruckwerte" im Glossar.
3 Siehe „Burn-out" im Glossar.

von Vorgesetzten zu einem bestimmten Zeitpunkt nicht mehr gewachsen und gerät ins Schleudern.

Das Arbeitsleben hat sich verändert, der Mensch an sich jedoch nicht; er hat nach wie vor nur ein Gehirn, auch hat ein Tag immer noch 24 Stunden. Geändert hat sich die Gesellschaft, vor allem durch den technischen Fortschritt, die Fortschritte insgesamt. Doch all die computergestützten Hilfsmittel machen das eigentliche Arbeiten nicht unbedingt leichter.

Bei einem Computer kann ich mehrere angefangene Arbeitsgänge in Dateien speichern und sie später wieder abrufen. Eigentlich sollte ein Gehirn genauso funktionieren, die **Synapsen**[4] sollten ständig springen, doch sie tun es eben nicht; deshalb ist der Mensch nicht immer und zu jedem Zeitpunkt multitaskingfähig wie ein Computer. Da helfen auch keine Agenden, keine Terminerinnerungen im iPad oder der mitt erweile ständige Begleiter in Form des Laptops.

Ich möchte keine weiteren Ausführungen zur Arbeitsweise unseres Gehirns machen – das haben schon viele Wissenschaftler getan, und sie tun es noch ständig. Es sollte nur ein kleiner Exkurs und der Versuch einer Erklärung sein, warum wir manchmal auch durch Stress erkranken.

Nach Ansicht der Ärzte ist es dem Körper relativ egal, ob er Eustress (positiver Stress) oder Disstress (negativer Stress) hat, beides kann krank machen.

Ich kann behaupten, dass ich in meinem Arbeitsleben bis dato keinen gehäuften oder andauernden negativen Stress hatte.

---

4   Siehe „Synapse" im Glossar.

Das Parken

Mein Auto ist geparkt,
die Parkuhr mit zwei Euro bestückt.
Mehr nimmt der Automat nicht an,
und schon ist der Stress wieder dran.

Ich laufe, laufe schneller,
aber ach!
Der rechte Fuß sagt:
Das hast du dir so gedacht!

Wieder hatte ich vergessen,
diese Erscheinung ist kaum kontrollierbar und wie besessen.
Zeigt mir jeden Tag das „Aus",
ich muss da raus.

Der 15. Mai 2008 war auch deshalb so wichtig für mich, weil an diesem Tag meine Auszubildenden eine Klausur schrieben. Zu diesem Zeitpunkt war ich als Dozentin an einer Fachhochschule tätig. Ich packte die Klausuren ein, weil ich dachte, dass ich sie unbedingt bei mir haben müsste, falls ich doch arbeitsunfähig geschrieben werden würde.
Wer sollte sie auch sonst korrigieren? Es fiel mir schwer, Arbeit zu delegieren. Ich hatte bis zu diesem Zeitpunkt an meiner Dienststelle alle Aufgaben, die an mich herangetragen wurden, alleine bewältigt. So sollte es auch bleiben. Zudem dachte ich, ich sei es meinen Azubis schuldig, selbst zu korrigieren, da kein anderer Lehrer meiner Ansicht nach objektiv genug war, zu bewerten, was ich unterrichtet hatte und in der Klausur forderte. Schließlich hatte ich den Unterricht erteilt und glaubte, nur ich könne objektiv bewerten.

Welche Selbsttäuschung. Den jungen Menschen ist es nahezu völlig egal, wer da unterrichtet oder bewertet, Hauptsache sie kommen weiter. Wäre ich gestorben, wäre es ihnen vermutlich auch egal gewesen. Für zwei Wochen wäre ich noch Gesprächsstoff gewesen – dann das Aus. Man wird schnell aus vielen Listen gelöscht. Kaum einer der zu diesem Zeitpunkt mehr als 200 Azubis oder Studenten hat sich je nach meinem Befinden erkundigt. Solange das Ergebnis einer Klausur, einer Prüfung dem persönlichen Anspruch genügt, sie/er nicht durchfällt, ist alles in Ordnung.

Bis zu diesem Zeitpunkt kannte ich keinen Bluthochdruck, ich hatte immer niedrigen Blutdruck.
Bis zu diesem Zeitpunkt nahm ich auch keinerlei Medikamente ein.
Bis zu diesem Zeitpunkt konnte ich außerdem noch feiern, war fröhlich, lebenslustig.
Doch das sollte sich ändern.

Juni 2008 – kurze Rückblende

Am **22. Juni 2008** sollte mein 50. Geburtstag großartig gefeiert werden, doch ich hatte einen Krankenschein in der Tasche. Alles war schon perfekt geplant, das Lokal, die Unterhaltungskünstler, Getränke und Speisen, die Gäste bereits geladen.
Was sollte ich tun?
Allen absagen? Vier Wochen vorher?
So fragte ich meinen Chef, ob die Feier auch trotz meiner Krankschreibung stattfinden könnte. Er hatte keinen Einwand. Für mich war es eine riesige Freude, dass nicht alle Vorbereitungen umsonst waren.

Der Tag meines Jubiläums war gekommen und alle geladenen Gäste feierten mit. Es war eine große Freude, die in mir aufstieg.
Das Menü, die Getränke, die vorbereiteten Programmpunkte meiner Kinder und Schwiegerkinder, die Hilfen aller Familienangehörigen, das Programm unserer Alleinunterhalter, alles war einfach fantastisch, nur eben meine Gesundheit, mein körperlicher Zustand nicht.
Es war nicht einfach. Ich wollte niemanden damit belästigen, wie schlecht es mir eigentlich ging, oder gar die Feier in Gefahr bringen. Jeder hätte gesagt, dass ich gar nicht hätte feiern sollen.
Ich überspielte vieles, gönnte mir Wein, rauchte, lachte, wollte weder mir noch den Gästen die Feier verderben, wollte meine Schmerzen vergessen.
Ich tanzte, bis sich alles um mich herum drehte.

Wenige Wochen nach diesem Fest hatte sich mein Körper wohl auch auf die neuen Medikamente eingestellt, sodass ich wieder anfing, meinen Dienst zu verrichten.
Mit den hohen Werten, die im Mai 2008 gemessen wurden, hatte ich weiß Gott Glück, denn es hätte genauso gut ein Schlaganfall oder ein Herzinfarkt sein können.
Doch meine Krankheit bezeichne ich als den etwas langsameren Tod. Bei einem Schlaganfall oder Herzinfarkt kann die erste Attacke auf den Körper

bereits die letze gewesen sein. Auch kann man mit Behinderungen oder Einschränkungen im Leben noch viele Jahre weiterleben.

Bei dieser Krankheit aber kann man Gliedmaßen verlieren. Daran stirbt man zwar nicht sofort, aber möglicherweise an den Folgen. An kaputten Knochen stirbt man nicht, wohl aber an kaputten Gefäßen.

Leider ist diese Krankheit bei vielen Ärzten, die sich damit auskennen sollten oder sogar Spezialisten sind, noch immer in den unteren Schubladen, aber auch bei Angehörigen trifft sie auf Unverständnis und Unkenntnis.

Hat ein Familienmitglied oder ein guter Bekannter einen Schlaganfall oder einen Herzinfarkt erlitten, ist das Geschrei groß und man kann es kaum fassen, es ist unüberhörbar.

Was bedeutet dagegen schon ein wenig Hinken?

Es hinken viele Menschen aus verschiedenen Gründen und leiden nicht an **pAVK**[5].

Man bekommt eventuell auch einen **Stent**[6] oder gar einen **Bypass**[7], man kann wieder laufen und alles ist für die Außenwelt o. k. Genau das ist es aber eben nicht, auch wenn man vor anderen nicht jammert. Das habe ich nie getan, nie vorgelebt bekommen.

---

5   Siehe „pAVK" im Glossar.
6   Siehe „Stent" im Glossar.
7   Siehe „Bypass" im Glossar.

August 2008 – kurze Rückblende

Es gab **Ende August** auch ein sehr erfreuliches Ereignis für mich: meine Beförderung zur Oberstudienrätin. Doch dieser Tag war für mich sehr, sehr anstrengend, denn ich habe ihn nur mit großen Schmerzen und Taubheitsgefühlen überstanden. Genießen konnte ich diesen so lang ersehnten Tag nicht.

Kennen Sie das Gefühl, mit 220 Stundenkilometern über die Autobahn zu düsen, alles rechts und links um Sie herum zu vergessen, weil Sie auf der Überholspur sind?
Keiner kann Ihnen etwas anhaben. Sie sind gut, sehr gut. Keiner wagt es, Sie zu überholen.
Plötzlich taucht vor Ihnen eine Baustelle auf, die nicht früh genug ausgewiesen war. Es bleibt keine Zeit, langsam abzubremsen.
Sie müssen eine Vollbremsung hinlegen, um Schlimmeres zu vermeiden. Es hätte auch ein Lkw sein können, der Sie nicht mehr vorbeilassen konnte. Abgebremst. Ausgebremst. Einfach alles aus. Ausgebremst auf der schönsten, tollsten Strecke, die es in meinem Arbeitsleben je gegeben hat.
So hat sich das für mich angefühlt, fühlt es sich immer noch an. Ich begriff, dass ich auf der Überholspur keine Chance mehr hatte. Die neue Spur war überfüllt. Ich musste viele Gänge zurücksetzen, um mit einer ganz niedrigen Geschwindigkeit weiterzufahren. Gibt es so viele Gänge überhaupt, die man zurückschalten kann?

Obwohl ich an diesem Tag im August 2008 einen Chauffeur hatte, fiel mir sogar der kurze Weg bis zum Auto schwer. Die für mich ungewöhnlichen Absatzschuhe, die leichten High Heels, waren für mein Bein wohl noch beschwerlicher zu ertragen als flache Schuhe, welche ich normalerweise trug, tragen musste.
Ständig dachte ich, dass mein Fuß wegknickt.
Meine besten Absatzschuhe stehen nun als Anschauungsmaterial zu Hause im Schuhschrank.

Dieses einzigartige Ereignis erforderte jedoch außergewöhnliche, schicke Kleidung, ein sehr angepasstes Outfit eben. Außerdem konnte ich es mir doch – in einer Männerdomäne – nicht leisten, wollte ich es mir nicht leisten, Schwäche zu zeigen, nachdem ich es bis in diese Ebene geschafft hatte. Ich bilde mir ein, dass ich mir zu diesem Zeitpunkt einen Namen in dieser Männerdomäne, in dieser Institution, erarbeitet hatte. Ansonsten wäre es wohl nicht zu einer Beförderung gekommen.

Auch kannte ich einige der Kollegen, die ebenfalls befördert wurden. Ich konnte und wollte einfach keine Schwäche zeigen.

Meine Gedanken galten nur noch dem Durchhalten, denn wieder hatte ich einen Schweißausbruch. Ich dachte, wenn ich umfiele, dann würde sicherlich gleich Hilfe da sein. Schließlich war ich in einem Ministerium und hatte viele kräftige, zudem attraktive Männer um mich herum. – Hallo Schatz, du weißt, wie ich das meine, du hättest mir ja zu diesem Zeitpunkt nicht helfen können.

Ich versuchte ständig, meine Schmerzen und meine Ängste zu verbergen.

September 2008 – kurze Rückblende

Nächster Drehort. Nächste Kulisse. Die Hauptdarsteller sind dieselben.

Mein Mann liebte es – oder liebt es noch –, in den Wald zu gehen und Holz zu machen.
So dachte ich, es wäre eine willkommene Abwechslung, ihn zu begleiten. Erstens ist es immer gut, nicht alleine im Wald zu arbeiten – nicht etwa wegen der bösen Hexe, die da auftauchen könnte, sondern weil es mit einer Motorsäge eben auch zu Unfällen kommen kann. Dann ist nicht mehr jeder in der Lage, selbst Hilfe zu holen oder das Handy zu benutzen, falls es überhaupt angeschaltet ist oder der Akku nicht wie immer im Notfall leer ist.
Ich dachte außerdem, dass die frische Luft und die Bewegung gut wären für meinen Körper, denn Bewegung ist ja immer gut, wie man oft gehört hat. Ich wollte doch so schnell wie möglich meine Beschwerden loswerden. Der Revierförster hatte uns ein Stück Wald zum „Aufräumen" überlassen; mehr war es nicht, als dem Revierförster die Arbeit für mehr oder weniger unzugängliche Stellen abzunehmen.
Dieses Waldstück lag etwas abschüssig, es bereitete mir keine Probleme, bergab zu laufen. Auch die wenigen Handgriffe, die ich tat, halfen meinem Mann sehr und er hatte ein wenig Unterhaltung. Die Pausen zum Verschnaufen und zur Vesper, die an unserem Auto stattfanden, wurden jedoch für mich wieder zur Qual.
Bergauf wollte und wollte das rechte Bein nicht funktionieren, wie es sollte. Immer blieb ich hinter meinem Mann zurück, der einfach nur sagte, dass ich mich generell mehr bewegen müsse, dann gäbe es auch keinen Muskelkater.
Was sollte ich antworten? Es war wie das Gefühl bei einem Muskelkater, mit dem Mehr an Bewegung hatte er wohl recht.
Somit hatte ich mich in der Annahme bestätigt gefühlt, dass er mich ausgelacht hätte, wenn ich ihm bereits im Mai 2008 von meinem vermeintlichen leichten Muskelkater erzählt hätte.

Nach ein paar Minuten des Verschnaufens war der Schmerz auch wieder weg.

Ende September 2008 gab es eine willkommene Einladung in das Rhönparkhotel nahe Fladungen/Rhön.
Mein Mann hatte von seiner Krankenkasse einen Gutschein für ein Wellness-Wochenende bekommen, da er sichtlich wenig krank war und dafür belohnt werden sollte.
Ich durfte für mich zwar das Wochenende bezahlen, freute mich aber darauf, schwimmen zu gehen und zu entspannen.
Leider waren die Schmerzen auch an diesem Wochenende vorhanden, sodass ich weder schwimmen noch wandern konnte. Mein Mann konnte es nicht begreifen.
Ich auch nicht, doch er war bei mir und tröstete mich. Das gab mir Mut.

Auch gab es im September 2008 ein weiteres Wochenende, das irgendwie spektakulär anders für mich verlaufen sollte. An diesem Wochenende fuhren wir mit meiner Mutter und einer entfernten Tante zu einer noch entfernteren Verwandten, um bei einer Art Verwandtentreffen dabei zu sein.
Im Alter fragen sich die Menschen immer, wie lange solche Treffen noch stattfinden könnten. Zu Recht. Doch ältere Menschen vergessen zu gerne, dass auch junge Menschen sterben können, ohne dass es dafür Vorboten gibt.
Der Tod gehört zum Leben und begleitet uns eigentlich seit dem Tag der Geburt. Am Ende des Daseins auf dieser Welt hängt jeder an seinem Leben. Doch leider ist es vergänglich.
An besagtem Wochenende fand in diesem Ort ein Herbstfest statt, es gab viele Verkaufsstände, Livemusik und kulturelle Besonderheiten. Da ich für solche Feste ein Faible habe, machte ich mich mit den anderen auf den Weg zur Festwiese. Ich konnte nicht wissen, dass es sich um einen Weg von ca. eineinhalb Kilometern handelte.
Ich kann heute nicht mehr schildern, unter welchen Schmerzen ich den

Weg zum Haus der Tante zurückfand. Es war einfach grausam. Die Schmerzen waren wie immer kurzzeitig heftig da, nach dem Stehenbleiben dann wieder weg.

Zum Arzt wollte ich dennoch nicht, weil unser Urlaub kurz bevorstand. Den wollte ich nicht absagen, weil die Vorfreude einfach zu groß war.

Oktober 2008

So kam es, dass wir wie geplant im **Oktober 2008** Urlaub machten und an einem Oktobertag gegen 15:00 Uhr auf dem Flughafen Puerto del Rosario, gelegen im nördlichen Teil der spanischen Insel Fuerteventura, landeten.

Nachdem wir die Flugzeughalle mit unserem Gepäck verlassen hatten, liefen wir in Richtung der Busse. Unser Hotel Jandia Princess**** befand sich im südlichen Teil der Insel. Wir hatten also noch einmal eine Stunde Busfahrt vor uns.

Die Sonne stand am Firmament und begrüßte uns wie immer strahlend leuchtend; der Wind hauchte uns sein feuchtwarmes Klima ins Gesicht. Es war einfach traumhaft. Endlich waren wir wieder da. Das Klima sei das Beste für kranke Gelenke und für Personen mit Atemproblemen, heißt es. Also genau das Richtige für uns.

Außerdem freute ich mich darauf, endlich, nach fünf Stunden, meine erste Zigarette auf spanischem Boden rauchen zu können.

Mein Mann rauchte schon viele Jahre nicht mehr, doch er ertrug fast kommentarlos meine Sucht. Leider. Allerdings glaube ich, dass ich das Rauchen nicht aufgegeben hätte, wenn er mich dazu aufgefordert hätte. Er weiß, dass ich eine starke Persönlichkeit bin und mir ungern etwas sagen lasse. Ich hätte ihn vermutlich ausgelacht, wenn er mir erzählt hätte, wie schädlich doch das Rauchen sei.

Wo hat man das nicht schon alles gehört, gelesen, gesehen? Ein durchschnittlich begabter Mensch weiß das. In allem, was ich tue oder nicht tue, muss ich jedoch meine eigene Erfahrung machen und das Erlebte für mich verarbeiten. Gute Sprüche von außenstehenden Personen lassen mich relativ kalt.

So fand ich das Rauchen genüsslich und einfach schön. Vielleicht hatte ich auch das Gefühl, dass ich durch das Rauchen nicht zunahm, weil ich ja währenddessen nichts aß. Ich rauchte, wenn es hektisch war, ich rauchte, wenn ich entspannen wollte, ich rauchte am Ende auch, während ich andere Tätigkeiten ausführte. Das allerdings fand mein Mann nicht schön. Er wollte, dass ich mich wenigstens zum Rauchen hinsetze und ein wenig entspanne. Aber ich überhörte seine Anklage. Hätte ich zu diesem Zeitpunkt bereits gewusst, was noch kommen würde, dann hätte ich mir für das Zigarettengeld noch viele Schmuckstücke an zahlreichen Urlaubsorten dieser Welt kaufen können.

Meine erste Sammelleidenschaft hatte ich nämlich bereits aufgegeben. Ich sammelte längst keine Souvenir-Gläser mehr, alles Nippes, alles Staubfänger. Außerdem fehlte mir der Platz für das ordentliche Präsentieren.

Mittlerweile kaufte ich Schmuckstücke. Ein schöner Ring hier, ein edles Armband dort, so konnte ich irgendwie die Welt an meinen Fingern und Gelenken „tragen".

Außerdem hatte der Schmuck einen viel höheren Wert als ein einfaches Glas. Glas kann zerbrechen, man kann es auch an die Wand werfen, wenn man wütend ist. Es hatte allerdings Jahre gedauert, bis mein lieber Mann das verstand.

Auch gab es einen Urlaub, in dem der Schmuck letzten Endes zum Ehekrach führte. Mein Mann akzeptierte den Kauf eines Ringes nicht, weil er glaubte, dass ich mich hätte betrügen lassen.

Ich hatte allerdings einen guten Grund für den Kauf, nämlich meinen Geburtstag, den wir in diesem Jahr, ich glaube 1995, in Griechenland verbrachten. Es war einer der schönsten Urlaube.

Mein geliebter Skeptiker war jedoch der Ansicht, ich hätte mir „Müll" andrehen lassen. Wieder zu Hause angekommen, hatte ich nichts Besseres zu tun, als zum nächsten Juwelier zu gehen, um „diesen Zankapfel" schätzen zu lassen.

Er wurde im Wert auf das Dreifache des Geldes geschätzt, das ich in Griechenland bezahlt hatte. Seitdem vertraut mir mein Mann in Sachen Schmuck; er ist zwar immer noch skeptisch, aber er behält seine Gedanken für sich.

Im Urlaub in Kroatien kaufte ich mir ein Armband. Es war ein Frustkauf. Frauen brauchen ja immer einen Grund, etwas Besonderes zu kaufen; sei es zur Belohnung, sei es, weil sie frustriert sind, oder sei es, weil es eine gravierende Veränderung in ihrem Leben gibt.

Andere Frauen tun Ähnliches mit Kleidung, Schuhen oder Haarfrisuren und -farben. Es gibt auch Frauen, die sich alles gleichzeitig leisten können.

Mein Frust kam daher, dass Andy wieder einmal keinen Urlaub nehmen konnte oder durfte.

Er war in einem anderen europäischen Land auf Montage.

Dieser „Frustkauf" ziert heute noch mein Handgelenk. Wieder war der Kauf um ein Vielfaches billiger als in Deutschland. Gold im Jahre 2000. Wir schreiben heute bereits 2013 und jeder weiß, wie hoch der Goldwert gestiegen ist.

Doch zurück zu meiner Sucht.

Auf Fuerteventura gelandet, zündete ich mir sogleich mein Stäbchen an. Plötzlich rief mein Mann etwas genervt: „Beeile dich ein wenig! Die Busse stehen heute an einer anderen Stelle als gewohnt, ein Stück weiter weg. Wir müssen weit laufen und du weißt, dass die Busfahrer ungern warten."

Sie müssen es allerdings, wenn die Passagiere gemäß ihrer Reiseliste noch nicht komplett sind, doch ich wollte nicht streiten.

Mein Mann war schon vorgegangen und ich wollte die Wegstrecke, die zwischen ihm und mir lag, den Abstand, der immer größer wurde, zügig aufholen, die Zeit aufholen, die mir durch das Rauchen verlorengegangen war.

Doch plötzlich wusste ich nicht, wie mir geschah. Mein rechtes Bein gehorchte mir nicht mehr. Es zwang mich zum Stehenbleiben, anstatt mich schneller laufen zu lassen.

Mir war zum Weinen zumute. Doch auch das wollte und musste ich verbergen.

Ich dachte an die hektischen Vorbereitungen zu Hause, ich dachte aber auch, dass wir fünf Stunden Zeit zur Entspannung im Flieger hatten. Es ergab alles keinen Sinn, war zunächst widersprüchlich.

In diesem Moment wusste ich gar nichts mehr, ich hatte einfach Angst.

Ich rief meinem Mann zu: „Lauf zu, ich kann nicht so schnell laufen! Wenn du am Bus bist, dann wartet der Fahrer auch auf mich."

Was sollte ich ihm denn sagen? Ich wusste doch selbst nicht, was geschah, ich hatte keine Antwort.

Sichtlich verärgert tat mein Mann aber, wie ihm zugerufen.

Es gab einfach keine Erklärung für das, was geschehen war, und ich konnte es auch meinem Mann nicht erklären.

Nach ca. 30 bis 40 Sekunden konnte ich wieder gehen und weiterlaufen. Ich fing an, mich für jedes erzwungene Stehenbleiben zu hassen.

Endlich am Bus, stellte ich fest, dass wir noch nicht die letzten Gäste für die Fahrt zum Zielort „Jandia" waren. Somit gab es wohl noch mehr Reisende mit „Gehproblemen".

Um die Zeit auszunutzen, ließ ich mir die nächste Zigarette schmecken.

Der Urlaub auf Fuerteventura war wie immer fantastisch, für mich allerdings auch hier mit Einschränkungen.

Für meinen Mann war es nicht so offensichtlich, dass es mir nicht gut ging. Ich wollte es selbst nicht wahrhaben und so sagte ich nichts, versuchte alles zu verbergen. Ich wollte ihm den langersehnten und mehr als verdienten Urlaub nicht vermiesen. Es war nur ärgerlich für ihn, dass ich ihn auf seinen Strandspaziergängen nicht immer begleiten konnte.

Auf einem meiner Spaziergänge waren diese Schmerzen, diese Erscheinungen, die zum Stehenbleiben zwangen, wieder da. Ich wollte unbedingt zum Strand und es war kein Problem, den Weg dorthin bergab zu laufen. Der Weg zurück allerdings war sehr beschwerlich, denn er führte über eine sehr hohe Steintreppe zu unserem Hotel. Diese Treppe dient normalerweise als Abkürzung.

Für mich war es die Hölle. Wieder und wieder musste ich stehen bleiben, ich hatte Schweißausbrüche, vermutlich aus Angst.

Mein Mann konnte es nicht verstehen, doch was sollte ich sagen? Ich hatte immer noch keine Antwort.

Andererseits war es für ihn gut, wenn er den Kopf frei bekam, also lief er jeden Tag. Ich genoss die Sonne, denn ich war schon immer ein Sonnenanbeter. Ich bevorzugte meine Strandliege, versorgt mit einem Glas Wein und einem Glas Tonic-Wasser und dazu Musik von den Kanaren.

So genoss jeder für sich die Rückzugsphasen, aber auch wieder einen wunderschönen Urlaub zu zweit.

Die 14 Tage gingen wie immer viel zu schnell vorbei. Wir waren erholt und gut gebräunt zurückgekehrt und hingen den Erinnerungen an unseren Urlaub schweigend nach. Meine Lähmungserscheinungen konnte ich allerdings nicht in Spanien lassen.

Die wenige Zeit zu Hause reichte gerade aus, um wieder Wäsche zu waschen und das Haus in Ordnung zu bringen, denn ich ging zwei Tage nach unserer Ankunft wieder zum Dienst.

Mein Hausarzt schlug mir nach den vielen Wochen der Arbeitsunfähigkeit und der Medikamenteneinstellung eine Erholungskur vor. Ohne vorherige Absprache wurde auch meinem Mann von seiner Hausärztin eine Kur wegen Bluthochdruck und Diabetes II vorgeschlagen.

November und Dezember 2008

Wir hatten es doch tatsächlich geschafft, für **November 2008** eine gemeinsame Kur genehmigt zu bekommen, und das nach erstmaliger Beantragung. Das kommt einem kleinen Lottogewinn gleich. Auch war ich der festen Überzeugung, dass mein Mann an meiner Seite mein bester Kurerfolg sei. Viele Kurgäste sehen das anders. Wer den eigenen Mann mitbringt, ist in ihren Augen ein Kurpfuscher. Als wäre der Erfolg eines Kuraufenthaltes und der Behandlungen davon abhängig, ob man sich einen sogenannten „Kurschatten" an Land zieht oder nicht. Ich habe keine Ahnung, wer diesen merkwürdigen Begriff geprägt hat, aber wer es darauf anlegt, sich einen „Schatten" zu angeln, der ist sehr einsam, arm und primitiv.
Ich brauchte keinen Schatten. Also ließen mich diese Bemerkungen kalt.
Es ist ein Glück, dass niemandem auf der Stirn geschrieben steht, was er denkt. Ansonsten wären Folgehandlungen oftmals fatal.

Wir hatten den letztmöglichen Beginn der Kur gewählt, weil wir unbedingt die zweite Entbindung unserer Tochter Rebecca abwarten wollten. Unser Enkelkind Finn kam am 30. Oktober 2008 per Kaiserschnitt auf die Welt. Jetzt konnten wir einigermaßen beruhigt zur Kur fahren.
Den Antrag hatten wir, wie schon gesagt, getrennt bei unseren Ärzten gestellt, ohne je damit zu rechnen, dass es bereits beim ersten Versuch klappen würde, die Kur gemeinsam anzutreten. Sie wurde uns beiden mit ähnlichen Diagnosen genehmigt und so starteten wir am 15. November 2008 zu unserer gemeinsamen Kur in einer Rehabilitationsklinik. Es handelte sich um eine Klinik mit den Schwerpunkten Orthopädie und Onkologie sowie den entsprechenden Fachärzten für Kardiologie, Diabetologie, Onkologie, Rheumatologie, Rehabilitationswesen und Sozialwesen.
Nach anfänglichen Schwierigkeiten, die mein Mann hatte, wurde die Kur für ihn mehr zum Erfolg als für mich.
Er glaubte zunächst, er könne drei Wochen schlafen und sich ausruhen, musste aber sehr schnell feststellen, dass eine Kur Arbeit und Anstrengung bedeutet. Am ersten Abend wollte er bereits die Kur abbrechen und nach

Hause fahren, doch ich konnte ihn überzeugen, zu bleiben. Heute ist er mir, so glaube ich, dankbar dafür.

Ich selbst nahm meine Lähmungserscheinungen mit zur Kur. Bis zu diesem Zeitpunkt war niemandem, weder mir noch den Ärzten, der Zusammenhang zwischen meinem hohen Blutdruck und meinem immer weniger funktionierenden Bein klar.

Die Tagesabläufe während eines Kuraufenthalts sind in der Regel nach eingehender ärztlicher Untersuchung individuell auf den Patienten zugeschnitten. Für alle jedoch relativ gleich sind die täglichen sportlichen Erwärmungsphasen in der sogenannten „Muckibude", ein offizieller Begriff hierfür ist **Medizinische Trainingstherapie** (MTT).

Ich hatte mich auf viel Sport eingestellt, um mein Gewicht zu reduzieren, ein untergeordnetes Ziel meiner Kur.

Gut. Eine Stunde MTT, zehn Minuten Ergometer zur Erwärmung standen auf dem Plan. Ich legte los, wollte loslegen, doch bereits nach einer Minute merkte ich, dass mein rechtes Bein nicht mehr mitmachte.

Die Trainer reagierten mit Unverständnis, glaubten mir nicht, dachten, ich sei faul oder träge, sie rieten mir, mich anzustrengen. Ich war enttäuscht, dass man mir nicht glaubte – mir, die immer ehrlich ist und nicht lügt, die immer das Letzte gibt. Doch ich blieb ruhig, wollte keinen weiteren Stress.

Ich schilderte die genannten Probleme meinem behandelnden Arzt, der daraufhin das Ergometer durch das Laufband als MTT-Maßnahme ersetzte.

Leider gab es mit oder besser gesagt auf diesem Gerät dieselben Probleme. Auch diese Anwendung brachte nicht den gewünschten Erfolg. Im Gegenteil. Bei einer Anwendung war ich fast vom Laufband gefallen, da ich das Bein nicht mehr steuern konnte.

Was tun?

Ich wurde wieder vom Arzt einbestellt, der nach einer Untersuchung einen Bandscheibenvorfall vermutete. Diese Diagnose wurde durch ein orthopädisches Konsil verstärkt. Mir wurde angeraten, mir sofort nach der

Kur einen Termin für die MRT zu holen, da eine Kurklinik die Kosten dafür nicht übernehmen könnte. Sie müsste sie wohl im Akutfall übernehmen, doch noch war ich ja nicht umgefallen, noch konnte ich nach eingelegten Pausen wieder laufen.

Meine Gefühlslage verbesserte sich nicht. Die Ärzte entschieden sich als MTT-Maßnahme für Aqua-Jogging oder Rückenschwimmen. Obwohl ich Wasser leidenschaftlich liebe, ging auch hier nichts mehr. Selbst im Wasser reagierte das Bein nach kurzer Zeit nicht mehr.

So blieb mir für die verbleibende Kurzeit nur noch das Entspannen im Wasser.

Da unsere Kur Mitte **Dezember 2008** zu Ende ging, die Weihnachtszeit näher rückte, jede Firma, jeder Betrieb nur noch mit Minimalbesetzung Höchstleistungen vollbrachte, konnte ich mich erst Anfang **Januar 2009** um einen Termin für die **MRT**[8] bemühen.

In unserer „Mehrklassengesellschaft" bekommt man leider nicht einfach innerhalb einer Woche einen MRT-Termin. Das wäre ja zu schön, um wahr zu sein. Das wäre ja wieder ein kleiner Lottogewinn. Lottogewinne müssen ja nicht automatisch Geld bedeuten.

Große Lottogewinne, auch wenn dieser Begriff relativ ist, gibt es aber nicht für jeden Menschen.

Termine für eine MRT können nur kurzfristig vergeben werden, wenn man

a) jemanden kennt, der eine zuständige Schwester für die Termin-vergabe kennt, oder
b) privatversichert ist oder
c) als Notfall eingeliefert wird bzw. vom überweisenden Arzt als ein solches Notfallopfer angemeldet wird.

In meinem Fall trafen zwar Möglichkeiten a) und b) zu, doch hatte ich mich für Option a) entschieden, da ich ganz schnell Gewissheit, Klarheit brauchte. Schließlich wollte ich schnell wieder arbeiten, da ich dachte, es geht nicht ohne mich. Auch das sollte sich noch ändern.

---

8   MRT: Magnetresonanztomographie, siehe Glossar.

An dieser Stelle möchte ich einer lieben Verwandten danken, die in einer Klinik als Krankenschwester tätig ist. Ich benenne diese Klinik nicht namentlich, sondern nenne sie im Folgenden **Klinikum I**.

Weder Weihnachten noch Silvester 2008/2009 konnte ich genießen. Auch konnte mich unser zweites Enkelkind Finn kaum aufmuntern. Aber unsere Enkeltochter Linda war sehr süß und rührend, sie wollte mich trösten und mir Mut machen. Zumindest lenkte sie mich zeitweise ab.
Unterschwellig steigerte sich meine Nervosität von Tag zu Tag. Im Hinterkopf geisterte das Gespenst des Bandscheibenvorfalls herum.

1999 – kurze Rückblende

Bereits 1999 wurde ich schon einmal an der Bandscheibe operiert. Das defekte Teil war der fünfte Halswirbel. Damals hatte ich Lähmungserscheinungen und Ausfallerscheinungen im linken Arm. Somit konnte ich die später auftretenden Lähmungserscheinungen im Bein nicht zuordnen, sie waren mir nicht bekannt, nicht vertraut.

Auch dachte ich zu diesem Zeitpunkt, dass ich wohl bereits die schlimmste Operation überstanden hatte und dass es somit nicht schlimmer kommen könnte. Ich sollte mich irren.

An dieser Stelle muss ich eine kleine Erklärung liefern und möchte meinem über alles geschätzten und verehrten Doktor, Chefarzt der Neurochirurgie im Klinikum 1, danken. Ohne ihn wäre mein linker Arm wohl heute komplett gelähmt.

Was ich bis dahin nicht wusste, ist die Tatsache, dass es auch Chefärzte gibt, die sich nicht verstehen. Ich hatte somit Glück, dass sich der Chefarzt der Unfallchirurgie mit meinem Chefarzt in Verbindung setzte, denn letztgenannter Chefarzt wollte mich als Schmerzpatient entlassen.

Als Schmerzpatient wird man ganz schnell zum Simulanten gestempelt. Das konnte ich nicht zulassen.

Bis zu diesem Zeitpunkt, bis zum Jahre 1999, hatte ich noch nicht eine Tablette geschluckt, auch nicht zum Einschlafen oder zum Aufputschen. Somit konnte es doch nicht sein, dass 15 Tabletten am Tag, verabreicht im Klinikum 1, nicht irgendeine Wirkung zeigten. Also beschwerte ich mich über die Behandlungsmethode. Mit Erfolg. Noch am vorgesehenen Tag der Entlassung durfte ich zum dritten Mal Bekanntschaft mit der MRT machen. Der Chefarzt teilte mir bereits zwei Stunden nach der Untersuchung mit, dass ich sofort operiert werden müsse, da es sich um einen kompletten Bandscheibenvorfall handele.

Ich war sprachlos, brach in Tränen aus, einfach bedient und enttäuscht. Die Schmerzen nach dieser OP, nach dem Aufenthalt im Aufwachraum, hatten mich damals traumatisiert. Ich dachte, Schmerzen könnten nicht schlimmer sein.

Ich konnte nicht schlucken, konnte mich am ersten Tag kaum bewegen. Doch ich bestand darauf, zur Toilette geführt zu werden, andernfalls hätten die Schwestern das Bett neu beziehen können. Der Schieber ist ein Hilfsmittel, welches ich noch nie leiden konnte.

Mein Heilungsprozess setzte ein, als mich mein Mann nach der OP noch in der Nacht besuchen durfte. Es war sein Geburtstag und ich glaube, dass mein Aufwachen nach der OP sein schönstes Geschenk war.

Januar 2009

Zurück zum Januar 2009. Am 6. Januar genau war es dann so weit. Ich hatte den frühestmöglichen Termin im Klinikum I für die MRT bekommen. Wie ich die MRT hasse. Ich bekomme Zustände in dieser Röhre. Diese Enge schnürt mir die Kehle zu.
So bettelte ich um ein Beruhigungsmittel, doch die Schwestern gaben mir keines, ich war ja nicht in stationärer Behandlung. Ich wollte und musste nach der Behandlung Auto fahren.

Zu Hause wusste außer einer guten Bekannten niemand von der Untersuchung. Ich bin vorsichtig mit Informationen aller Art, solange sie nicht bestätigt sind.
Ich vermeide es gewöhnlich, im Vorfeld Arzttermine in der Familie publik zu machen, um allen möglichen und unmöglichen Fragen aus dem Weg zu gehen. Ich hasse es überhaupt, über medizinische Probleme zu reden. Ich hasse es, wenn mich jemand darauf anspricht. Ich möchte ganz alleine entscheiden, was und wann ich wem mitteile. Ich bin kein Kindergartenkind mehr, das man nach Belieben ausfragen kann.

Das Ergebnis der Untersuchung durch die MRT war für mich nicht zufriedenstellend. Einerseits hatte ich mich bereits wieder damit abgefunden, einen Bandscheibenvorfall zu haben. Andererseits war mir Angst bei dem Gedanken, was es sonst sein könnte, wenn es sich nicht um einen Bandscheibenvorfall handeln würde.
Im Befund stand lediglich etwas von einer altersbedingten Abnutzung – schönen Dank auch.
Der Angstschweiß perlte von mir ab wie die Regentropfen von einem neuen Dach.
Nach Kur, Kurbericht, orthopädischem Konsil und MRT wurde es nunmehr Zeit für die Auswertungen bei meinem Hausarzt.
Er selbst war auch nicht zufrieden mit den Befunden, und dass meine Beschwerden noch immer da waren, machte die Sache nicht einfacher.

Seiner großen Kompetenz und auch seiner Eingebung geschuldet, verließ er das Gebiet der Orthopädie und begann auf einer ganz anderen Wiese zu grasen. Er warf die Knochen zunächst beiseite und schickte mich zu einer Internistin.

Im internistischen Bereich kannte ich mich bis dato noch nicht aus. Eigentlich wollte ich mich auch gar nicht überall auskennen.

Bevor mein Hausarzt die Überweisung ausstellte, wollte er noch einen weiteren Beweis für seine These, seinen Verdacht, haben. Somit ließ er in seiner Praxis eine **Dopplersonographie**[9] oder auch **Duplexsonographie** durchführen.

Eine seiner Schwestern machte mir Angst, denn sie erzählte etwas von schlechten Werten und Vergleichswerten. Ich konnte mir nicht vorstellen, was in den nächsten Monaten noch auf mich zukommen würde. Außerdem hatte ich keine Ahnung von den Begriffen, die mir um die Ohren flogen.

Es war immer noch Januar 2009 und mein Hausarzt meinte, dass ich mir bei Gelegenheit bei einem ansässigen Internisten einen Termin holen sollte – die Betonung lag auf „bei Gelegenheit". Er konnte ja auch nicht wissen, wie schlimm es war.

Mir wurde aber immer mulmiger. Es wurde zunehmend anstrengender und schwieriger, durchgehend zu laufen, sodass ich nicht auf eine Gelegenheit warten wollte, sondern sie beim Schopfe packte. Ich bekam nach Schilderung der Problematik für den 12. Januar 2009 einen Termin.

Wieder fiebernd und aufgeregt ging ich zu dieser Untersuchung. Ich fragte mich, welches Ergebnis nun dieses Mal zu Tage befördert werden würde. Das Ergebnis war für mich niederschmetternd, denn die Internistin sprach von einem schlechten Ergebnis, das mit einer sofortigen Überweisung in ein Klinikum zunächst ambulant abgeklärt werden müsste.

Ich konnte nicht mehr sprechen, weinte, denn in ein Krankenhaus wollte ich auf keinen Fall.

---

9   Siehe „Dopplersonographie" im Glossar.

Zum ersten Mal in meinem Leben las und hörte ich die Buchstaben, die Abkürzung pAVK.

Ich dachte, es ist bestimmt kein Krebs, denn viele Abkürzungen aus diesem medizinischen Bereich sind mir bekannt. Durch meine Sprachkenntnisse kann ich mir auch viele Begriffe aus dem Lateinischen ableiten, diese Abkürzung hatte ich aber noch nicht gehört oder gelesen.

Zu Hause zeigte ich zunächst nur meiner älteren Tochter den Überweisungsschein. Ihre Reaktion kann ich nicht beschönigend umschreiben, denn sie lautete: „Scheiße, Mama", mehr nicht.

Auch sie hat mich damals nicht aufgeklärt, was auf mich zukommen könnte. Sie hätte es tun können, da sie in einem anderen Klinikum, spezialisiert auf meine Fälle, auf der Intensivstation arbeitet. Aus heutiger Sicht war es allerdings gut so.

Ich darf dieses Klinikum, in dem ich auch später behandelt wurde, mit Genehmigung nennen: Es handelt sich um die **Herz- und Gefäß-Klinik Bad Neustadt,** im Folgenden **Klinikum 2** genannt.

Vorerst allerdings versuchte ich, in den nächsten Tagen einen Termin im Klinikum 1 für die ambulante Klärung des Problems zu bekommen. Wie geschockt war ich, als ich am Telefon erfuhr, dass die nächstmöglichen Termine erst für Juni 2009 vergeben werden konnten.

Ich sollte doch aber schnellstmöglich zur ambulanten Klärung ins Klinikum 1 gehen. Was tun?

Sollte ich zur Verkürzung der Wartezeit erneut Variante a) wählen und wieder eine bekannte Schwester einschalten, um diesen Joker ein weiteres Mal zu benutzen?

Es war mir unangenehm. So entschied ich mich für die Variante b), ich wollte meinen Status als privatversicherte Person geltend machen.

Es hätte noch eine Variante c) gegeben, wenn a) und b) nicht möglich gewesen wären. Dann hätte meine Internistin das Klinikum 1 über die Dringlichkeit informiert.

Die Variante b) ist der Joker schlechthin für eine Terminvergabe in 90 % der Fälle. Er kann im Notfall die Tür zur Lebensrettung sein, das einzige Privileg, wenn es um Leben und Tod gehen sollte. O. k., auch Kassenpatienten lässt man nicht einfach so sterben, der Eid des Sokrates verbietet das.

Auch das sollte mir später noch bestätigt werden.

Auszug aus dem Telefonat mit einer Schwester des Klinikums I, ein Gedächtnisprotokoll:

Ich: „Guten Tag, Fachhochschule ..., hier spricht Frau Amreck. Ich habe eine Überweisung zur einer Duplexsonographie und bitte um einen Termin."

Ich war so naiv, zu glauben, dass die Ansage der Institution, für die ich tätig bin, bereits die besagte Tür öffnen würde.

Schwester: „Die nächsten Termine haben wir im Juni."

Ich: „Das geht nicht, das ist viel zu spät, ich habe große Beschwerden."

Schwester: „Viele Patienten haben große Beschwerden und müssen lange auf einen Termin warten."

Ich: „Dann gebe ich zu bedenken, dass ich privatversichert bin." Joker b) war gezogen!

Es kam keine Reaktion, die Leitung blieb bestimmt zehn Sekunden stumm, es wurde aber nicht aufgelegt.

Schwester: „Ah, das haben wir gerade gerne." In einem sehr genervten Ton!

„Moment bitte."

Ewigkeiten vergingen.

„Dann kommen Sie bitte am 8. Februar 2009, 16:00 Uhr."

Ich bedankte mich überschwänglich und vielmals.

Es waren somit nur noch knappe vier Wochen – oder doch lange vier Wochen – bis zu diesem wichtigen Termin. In diesen Wochen war ich so aufgeregt und nervös, ich konnte nicht mehr lachen, wollte auch mit niemandem sprechen. Nur meine Arbeit lenkte mich noch ein wenig ab, da ich dort immer meine Erfolge hatte. Ich habe mich oft auf meine Arbeit reduziert und mich über sie definiert. Ich liebe meine Arbeit, ich liebe die

Fremdsprache Englisch, die ich lehre. Diese Sprache zu vermitteln, ist nicht nur mein Job, sondern auch mein Hobby.

Ich habe meine Arbeit nie als Disstress empfunden, immer nur als Eustress. Doch die Ärzte haben mich darüber aufgeklärt, dass es dem Körper egal ist, welcher Stress auf ihn einwirkt – dies nur zur Wiederholung und Festigung des bereits Gesagten.

Und natürlich waren da meine Enkelkinder, die mir stets ein Lächeln entreißen konnten.

Mein Bein setzte weiterhin immer wieder aus. Ich versuchte, dies so gut wie möglich zu vertuschen, nicht darüber zu reden, um möglichst keine Erklärungen abgeben zu müssen.

Die Zigaretten hingegen schmeckten mir nach wie vor gut. Noch erkannte ich auch nicht den Zusammenhang zwischen dem Rauchen und der Krankheit pAVK. Wie auch?

Februar 2009

Der 8. Februar 2009 rückte näher und mit diesem Termin wuchs meine Angst ins Unermessliche, ins Unbeschreibliche.

Schon immer hatte ich Vorahnungen in Bezug auf Böses, Unangenehmes, auf etwas, das irgendwo passierte. Nur gut, dass ich nicht im Mittelalter gelebt habe. Damals hätte man mich als Hexe verbrannt. Doch vielleicht ist dieses „Hexenwissen" auch einfach ein Erfahrungswert, den man mit zunehmendem Alter bekommt, auch ohne Hexe zu sein.

Am 8. Februar lernte ich im Klinikum I eine Internistin kennen, über die es sich einfach lohnt zu schreiben.

Eine Frau meines (also mittleren) Alters, lange schwarze Haare, kaum gesprächig – wenn, dann schnodderig. Schwerhörige Patienten hätten wohl ihre Freude am Verstehen oder besser gesagt Nichtverstehen gehabt.

Auszug aus einem Gespräch mit ihr während der Untersuchung – ein Gedächtnisprotokoll:

Internistin: „Nehmen Sie die Pille noch?"

Ich: „Ja."

Internistin: „Warum? Wollen Sie in Ihrem Alter noch ein Kind? Wollen Sie noch einmal schwanger werden?"

Diese Fragen waren für mich nicht nachvollziehbar. 40 Jahre nach der Entwicklung und der Erforschung der Pille ist mittlerweile wissenschaftlich nachgewiesen, dass ihre Einnahme auch medizinische Vorteile hat.

Die Ärztin ist nach meinen Erkundigungen kinderlos, hat auch keinen Ehemann. (Männer wird sie wohl gehabt haben, aber vielleicht hat dieses frigide Weib sich auch selbst befriedigt – wer weiß!)

Ich konnte keine Antwort geben, mit solchen Fragen hatte ich nicht gerechnet. Ich bin selten sprachlos oder ohne Kommentar.

Ich: „Ich habe auch das Problem, dass ich nicht schlafen kann, dass ich sehr aufgeregt bin und dass mein Blutdruck in der Nacht ansteigt."

Internistin: „Ich bin auch manchmal aufgeregt und kann nicht schlafen. Legen Sie sich einfach hin, der Schlaf kommt irgendwann. Wenn Sie aufgeregt sind und Wut haben, dann gebe ich Ihnen einen guten Rat: Kaufen Sie sich viele billige Vasen und klatschen Sie diese dann an die Wand. Dann geht es Ihnen garantiert besser."

Seitdem zerschmeiße ich alle ausgedienten Gläser, wenn sie aus dem Spüler kommen und ich sie für nicht mehr appetitlich halte – der Rat hat also doch geholfen, auch wenn er aus psychologischer Sicht plump und unangebracht und gar nicht professionell war.

Die Worte der Internistin zeigten mir jedoch kein echtes Eingehen auf meine Probleme. Wie taktlos können Menschen eigentlich sein, können Ärzte eigentlich sein?

Sollten nicht gerade Ärzte einfühlsam sein?

Auf viele meiner Fragen bekam ich nur die Wortfetzen einer Gegenfrage hingeschleudert: „Na und?"

Hier habe ich mir die Frage gestellt, warum eigentlich noch kein Mensch einen Simulator für Schmerzen erfunden hat. Bei jeder Untersuchung, bei der ein Patient unglaubwürdig erscheint, müsste der Arzt sich in einen Simulator begeben dürfen, um den geschilderten Schmerz nachempfinden zu können. Vermutlich wären schon viele Ärzte dabei gestorben.

Eigentlich wollte ich mich bei der Internistin „bedanken" und ihr symbolisch eine Vase hinterherschmeißen, doch sie hat kurze Zeit später das Klinikum I verlassen und auch das Bundesland gewechselt. Ich hoffe, ich begegne ihr nicht noch einmal, doch man sollte niemals nie sagen.

Abschließend möchte ich zu dieser Episode sagen, dass es mir hierbei um die menschliche Erscheinung und die Charakterlosigkeit dieser Person geht. Ihre fachliche Kompetenz möchte ich nicht anzweifeln, das steht mir nicht zu, ich bin kein Arzt.

Aber zurück zur Untersuchung:

Nachdem ich nichts mehr sagte und die Internistin nicht mehr fragte, machte sie doch etwas lustlos an diesem späten Nachmittag die Dopplersonographie, zumal ich ja wieder eine von denen war, die zusätzlich aufgenommen wurden.

Das Ergebnis war für mich schockierend, mir stockte der Atem. Nicht nur, dass es schlecht war, es war sehr schlecht.

Dies bedeutete für mich, dass ich umgehend stationär aufgenommen werden sollte oder musste, da die Arterie wohl nur noch zu 10 % durchlässig war.

Die Frage nach einer bestimmten Gehstrecke und eingelegten Stopps brachte den nächsten, noch nie gehörten Fachterminus, den des **Claudicatio intermittens** (siehe Glossar), hervor.

Man bezeichnet diese Krankheit auch als **Schaufensterkrankheit.**

Wenn es auch sein mag, dass betroffene Personen in einem Stadtzentrum vermutlich an Schaufenstern stehen bleiben, um das Ende des Schmerzes in ihrem Bein abzuwarten, ohne jedoch ein gesteigertes Interesse an der Auslage zu haben, finde ich persönlich diesen Begriff sehr unpassend. Es wäre schön zu wissen, wer ihn geprägt hat. Sicherlich war es eine Person, die diese Krankheit nicht hatte.

Es hört sich so banal, so nichtssagend an, dass jemand vor einem Schaufenster stehen bleiben muss, weil das Laufen nicht mehr geht. Aber wie nennt man diese Krankheit wohl, wenn keine Schaufenster in der Nähe sind?

Der Termin für die stationäre Aufnahme sollte sofort sein, doch da ich stark erkältet war, hat man ihn auf den 18. Februar festgelegt. Warum eine Erkältung eine so große Rolle spielte, besser gesagt, warum man keine Erkältung haben sollte, erfuhr ich am Tag des Eingriffs.

An meinem vorerst letzten Wochenende zu Hause war in unserem Ort eine Faschingsveranstaltung. Mein Mann wusste zu diesem Zeitpunkt noch nicht, was mir bevorstand, da er genau an diesem Freitag erst von einer Montage aus Frankreich zurückkehrte.

Für gewöhnlich versuche ich, Probleme zu Hause von ihm fernzuhalten. Er hat sonst den Kopf nicht frei.

Ich musste ihn förmlich zwingen, mich zu dieser Veranstaltung zu begleiten. Es ist nur verständlich, dass man nach einer solch langen Fahrt und Wochen harter Arbeit keinen Spaß an Fasching hat. Doch da unsere Enkeltochter

Linda das erste Mal im Kinderballett mittanzte, konnte ich ihn schließlich überzeugen, mich zu begleiten.

Dieses Tanzwochenende sollte für uns beide für lange Zeit das letzte Tanzvergnügen bleiben.

Ich tanzte, obwohl ich mein Bein nicht mehr spürte, ich trank wieder Wein, um zu vergessen, was natürlich nicht half.

Ich rauchte eine Zigarette nach der anderen. Sie schmeckten immer noch.

Dann kam der **17. Februar 2009,** der Geburtstag meiner älteren Schwester. Die Information, dass ich am 18. Februar ins Krankenhaus müsse, nahm bei der Gelegenheit eigentlich keiner so richtig wahr. Auch hat mich keiner genauer nach dem Grund gefragt. Erschreckend. Doch so sind die Menschen, oder sie sind so geworden – egoistisch und unbeirrbar.

Schließlich wurde mir mitgeteilt, dass andere Familienangehörige auch schon in der Klinik waren und dies nicht so tragisch aufgefasst wurde.

Es gibt nur kleine und trotzdem wiederum irgendwie große Unterschiede, was Reaktionen von Familienangehörigen bezüglich Krankheiten betrifft. Auf die möchte ich hier nicht weiter eingehen, weil sie zu weit vom Thema wegführen würden.

Sogar als ich mich nach dem Befinden meines Schwagers erkundigte, der ebenfalls in einer Klinik war, und ihm ein Genesungsgeschenk überreichte, wurde ich mit dem Satz abgetan: „Ich war doch nicht krank."

Noch Fragen?

An diesem Geburtstag habe ich bestimmt eine Schachtel Zigaretten geraucht. Ich wollte, dass mir schlecht wird, dass mir übel wird, doch es trat nicht ein.

Der Hinweis der Ärzte – „Qualm oder Leben" – führte dann dazu, dass ich am 17. Februar 2009 meine letzte Zigarette geraucht und angefasst habe. Das ist mittlerweile mehr als vier Jahre her.

Mein Gehirn hat mir von jetzt auf nachher befohlen: „Höre sofort mit dem Rauchen auf, um noch zu retten, was zu retten ist! Du beschleunigst deinen Tod, dein Ende.

Du hast Familie: Dein Mann, deine Kinder und Enkelkinder brauchen dich noch. Du selbst willst doch leben – leben mit einer gewissen Lebensqualität. Du hast noch Ansprüche, Träume, Ideen, willst noch viele Projekte verwirklichen, willst die Welt bereisen …"

Ich ließ sogar noch Zigaretten im Auto liegen, um meine Willensstärke zu testen, natürlich auch, um eventuellen Entzugserscheinungen vorzubeugen. Nach zwei Monaten legte ich die angefangene Schachtel in die Küche, doch auch da fasste ich sie nicht wieder an.

Meine Schwester rauchte irgendwann die letzten Zigaretten auf.

Es war ein kalter und harter Entzug. Der Körper hatte nach 30 Jahren der Sucht sehr viel zu verarbeiten und umzustellen, doch es sollte noch besser kommen.

Der **18. Februar** war der Tag, an dem die Odyssee im Klinikum 1 begann. Die Schwestern waren nicht unfreundlich, aber auch nicht vor Motivation oder Liebe zum Beruf strotzend. Sie waren lieblos, verrichteten routiniert den Alltag, sagten nicht viel, zeigten wenig Mitgefühl – wozu auch? Es ist ihr Job, sie sehen jeden Tag das Leid anderer Menschen, das stumpft mit der Zeit ab.

Warum und wie etwas passiert, wurde nicht genau erläutert, auch nicht, was mit dem betroffenen Menschen passiert, in diesem Fall mit mir. Die 08/15-Befragung, eine Untersuchung und die Blutentnahme wurden getätigt, insofern wurde ich auf die OP oder den Eingriff vorbereitet. Auch das Vorbereitungsblatt, die Einwilligung, oder was auch immer, wurden mir ausgehändigt. Hier tauchte die nächste Abkürzung auf: **PTA**[10].

Beispielsweise wurde mir aber nicht mitgeteilt, dass der Chefarzt der Radiologie oder einer seiner Oberärzte diesen Eingriff vornehmen würden. Noch immer war ich der Meinung, dass es sich um einen Arzt der Gefäßchirurgie handeln würde. Woher sollte ich das auch wissen? Bisher hatte ich Angst, das Internet zu befragen.

---

10   PTA: Perkutane transluminale Angioplastie, siehe Glossar.

Eingriffe

Das OP-Hemd gleicht für mich einer Zwangsjacke,
auch da geht's mit den Händen vorne rein,
um zu verhindern: eine Attacke.

Es ist hinderlich, verrutscht ständig und ist eng,
am liebsten abreißen würde ich es mit einem „Bäng".

Doch nackt in diesen Betten liegen?
Ärzte würden sich oftmals vor Lachen biegen.

Bei manchem Patienten wegen chaotischer Körperkonturen lachen,
dann aber könnten sie die Eingriffe nicht gut machen.

Hat man Eingriffe hautnah miterlebt,
gibt es nichts mehr, wonach man „medizinisch behandelt" strebt.

Der Eingriff war grauenvoll. Es gab nur eine Lokalanästhesie. Schwestern und behandelnder Arzt unterhielten sich währenddessen über den Urlaub, das Wetter, den Garten, unangenehme Geschehnisse und andere Kollegen. Gespräche, die den Patienten am allerallerwenigsten interessieren. Auch mögliche Fehler, die bei einem solchen Eingriff gemacht werden können, waren Thema. Wie toll!
Zudem fand ich es nicht prickelnd, dass Namen von anderen Ärzten genannt wurden, denen schon einmal Fehler unterlaufen seien. Vielen Dank noch im Nachgang.
Ich kenne die Bestimmungen nicht und weiß nicht, ob man im Vorfeld den Patienten um sein Einverständnis bitten müsste, wenn weitere Zuschauer (Lernschwestern, Assistenzärzte) bei dem Eingriff anwesend sind.
Da ich auch als Patient während der Behandlung reden durfte und manch-

mal sogar musste, teilte ich dem Arzt mit, dass ich als Kassenpatient einen Termin im Juni bekommen hätte.

Daraufhin teilte mir der Arzt mit, dass meine Arterie zu 98 % zu sei und er im Juni von Amputation gesprochen hätte.

Diese Aussage geht mir bis heute nicht aus dem Kopf. Somit hat mir Variante b) vermutlich das Bein gerettet.

Den Einstich mit der überdimensional großen Kanüle in die Leiste spürt man nicht wirklich, man erkennt aber die Anstrengung des Arztes, die Kraft, die er braucht, um mit einem Stich durch die Haut, durch die Fettschicht hindurch, in die Arterie zu gelangen.

Ich habe es als grausam und brutal empfunden. Man muss als Patient mitarbeiten. Das gespritzte Kontrastmittel fühlt sich wie ein warmes Rinnsal an, das durch den Körper fließt.

Ich dachte, ich würde wieder zum Kleinkind oder zum Säugling, das die Blase noch nicht kontrollieren kann.

Danach war ich frustriert und dennoch zunächst erleichtert, von dieser schmalen OP-Liege in ein Normalbett gehievt zu werden. Ich bin ja auch kein Fliegengewicht.

Nun dachte ich endgültig, ich hätte alles überstanden, doch ich irrte mich vermutlich ständig.

Der Arzt drückte mir ca. 30 Minuten mit seinen Händen die Arterie ab, um Nachblutungen zu vermeiden. Ich weiß nicht, mit welchem Druck das Blut durch den Körper gepumpt wird oder aus dem Körper spritzt, wenn es eine Öffnung gibt. Auf jeden Fall ca. zwei bis drei Meter hoch bis zur Zimmerdecke.

Noch heute bedauere ich, dass ich dieses Hämatom, das mir zugefügt wurde, nicht fotografiert habe. Eine tiefblaue bis schwarze Decke zog sich von der Leiste über das Gesäß und die Kniekehle bis zur Wade. Nur meine Tochter kann es heute noch bestätigen.

Es dauerte ca. vier Wochen, ehe ich vergessen – nein, verdrängen sollte und wollte, was da passiert war.

Der 18. Februar 2009 war auch deshalb ein unvergesslicher Tag, weil es ein Aschermittwoch war und viele mich im Klinikum I belächelten, weil ich keine Stimme mehr hatte, von heute auf morgen. Logisch, dass die Schwestern dachten, ich sei ein Karnevalsopfer, denn wer geht schon freiwillig an einem solchen Tag in ein Krankenhaus?

Dem war aber leider nicht so. Ob es die Schachtel Zigaretten vom Vorabend war oder einfach der Schock für den Körper, kein Nikotin mehr zu bekommen, ist bis heute nicht geklärt. Es hat jedenfalls viele Wochen gedauert, ehe ich wieder einigermaßen sprechen konnte. Noch heute empfinde ich es persönlich so, als ob meine Stimme anders klingt.

Nach dem überstandenen Eingriff und dem implantierten Stent kam die nächste ungeahnte Katastrophe: ein 24-Stunden-Druckverband.

Zunächst hört sich das gar nicht so schlecht an. Ich war geschafft vom Eingriff, dachte, jetzt könnte ich endlich mal ausruhen, mich vom täglichen Stress bei der Arbeit erholen und schlafen. Wieder irrte ich mich.

Nach der Erschöpfung schlief ich lediglich drei Stunden.

Plötzlich baute sich ein unheimlicher Druck in der Blase auf. Aufstehen durfte ich nicht; mich auf den Schieber setzen zu müssen, fand ich widerlich, immer noch. Ich dachte: Schon wieder bist du machtlos, bist ein Kleinkind, das auf den Topf gesetzt werden muss.

Keine der Schwestern hatte mir vorher gesagt, wie wichtig es war, dass dieses Kontrastmittel so schnell wie möglich aus dem Körper gespült werden muss. Keiner hatte mir gesagt, dass es dadurch auch zu Schädigungen an anderen Organen kommen könnte.

Dass es auch anders geht, werde ich später berichten. Auch werde ich kaum zu glaubende Vergleiche präsentieren.

Hier und nun baute sich der Druck jedoch immer weiter auf, ich drohte zu platzen. Ich klingelte nach der Schwester. Ich hörte sie lachen, es dauerte Ewigkeiten, bis jemand eintraf. So kam es mir jedenfalls vor.

Auf dem Schieber dauerte es ebenfalls Ewigkeiten, ehe ich mich von meiner Qual erlösen konnte. Der Schieber wurde weggenommen, und das war es. Keine Nachfragen. Punkt. Es war ja auch schon dunkel geworden.

Gleiches wiederholte sich ein zweites und ein drittes Mal. Dann wurde ich endgültig zum Kleinkind.

So muss es sich ungefähr anfühlen, wenn bei Säuglingen die Windel nicht rechtzeitig gewechselt wird und die kleinen Wesen sich im eigenen Urin drehen und wälzen müssen. Dem Säugling bleibt das Schreien, um auf sich aufmerksam zu machen und mitzuteilen, dass etwas nicht stimmt.

Und mir als Erwachsene?

Ich dachte: Besser ich bin still, falle nicht auf, sonst verärgere ich die Schwestern noch mehr, nachdem ich sie schon drei Mal wegen des Schiebers plagen musste. Ich bin doch ein pflegeleichter Patient.

So wurden die Minuten zu Stunden, zu einer Ewigkeit. Ich schaute auf die Uhr, der Zeiger rückte einfach nicht vor.

Ich fing an, mich vor mir selbst zu ekeln. Ich versuchte, mich nicht zu bewegen, doch langsam tat auch der Rücken weh. Ich versuchte, mir ein kleines trockenes Fleckchen dieser Unterlage zurechtzuziehen, damit es nicht allzu sehr brannte und auch seelisch nicht so wehtat.

Denken Sie nicht, dass die Schwester sich die Mühe gemacht hätte, diese Unterlage innerhalb der nächsten 24 Stunden zu wechseln. Ich war zu stolz, um zu bitten. Danke auch dafür. Vielleicht ging es der Schwester am Aschermittwoch schlecht, weil sie vielleicht diejenige war, die Fasching gefeiert hatte.

Nach 24 Stunden der Qual wurde ich endlich von diesem ekelhaften Verband befreit. Die ersten Minuten ohne Verband waren wie eine Neugeburt. Die Visite bestätigte ein gutes Ergebnis, sodass meiner Entlassung mit einem kleinen Verband am nächsten Tag nichts mehr im Wege stehen sollte. So dachte ich jedenfalls.

Das i-Tüpfelchen bei dieser Odyssee fehlte allerdings noch.

Am 20. Februar gegen 10:00 Uhr fragte mich die Schwester vom Frühdienst, ob es möglich wäre, das Bad zu räumen. Ich bejahte, war ich doch froh, entlassen zu werden.

Ich wunderte mich schon ein wenig, denn ich hatte gegen Mittag noch die

Abschlussuntersuchung, die Sonographie, blieb aber ruhig. Auch dachte ich, dass ein Krankenhaus doch kein Hotel ist, wo man bis 10:00 Uhr „ausgecheckt" haben muss.

Doch ich blieb ruhig in meinem Bett liegen und harrte der Dinge, die da kommen sollten. Noch hatte ich mein Bett. Aber für wie lange?

Obwohl ich Patientin des Klinikums I war – oder gerade weil –, durfte ich mehr als eine Stunde auf den Untersuchungstermin warten. Glücklicherweise bestätigte mir dann die eingangs beschriebene Ärztin eine Durchlässigkeit meiner Arterie von 95 %. Ich fühlte mich für alle Strapazen entschädigt.

Zurück auf meinem Zimmer bat mich doch selbige Schwester auch noch, mein Bett zu räumen. Ich konnte es nicht fassen, wollte mich auflehnen, laut werden, frech werden, schreien, doch ich blieb ruhig.

Es blieb mir nur noch übrig, mein fast kaltes Mittagessen einzunehmen (glauben Sie nicht, dass die Schwester gefragt hätte, ob es noch warm wäre) und mich mit meinen gepackten Koffern in der Wohneinheit der Krankenzimmer aufzuhalten.

Plötzlich aber traute ich meinen Augen und Ohren nicht: Im Zimmer nebenan lag ein Patient mit **MRSA**[11].

Prima, dachte ich, vielleicht habe ich mir jetzt auch noch diesen Virus eingefangen. Mich fliegt bekanntlich alles an: Fliegen, Bienen, Wespen, Grasmilben und weitere lustige Gesellen. Auch mit einem Geschwür am Zwölffingerdarm, Gürtelrose, Vorfall der Bandscheibe, Schleimbeutelentzündung, Epicondylitis und zwei Mal Abrasio hatte ich es schon zu tun.

Ich durfte also räumen, damit man rasch das Zimmer reinigen konnte und natürlich desinfizieren.

Wieder informierte mich niemand über den Grund, warum etwas geschah und wie es geschah.

Vielleicht sah ich nach dem Eingriff ein wenig mitgenommen aus, ein wenig blass, und man traute mir Denken und Kombinieren nicht zu.

---

11 MRSA: Methicillinresistenter (auch multiresistenter) Staphylococcus aureus, siehe Glossar.

So schnell ich laufen konnte, kehrte ich dieser Station den Rücken zu und wartete zwei Stunden in einer Sitzecke auf dem großen weiten Flur, damit mich eine Bekannte nach ihrem Dienst mit nach Hause nehmen konnte. Liebe Leser, glauben Sie nicht, dass auch nur eine Schwester auf dieser schrecklichen Station gefragt hätte, wie es mir geht. Sehr, sehr traurig.

Warum habe ich mich trotzdem bei dieser Station mit einem „Schein" bedankt? Ich weiß es bis heute nicht. Vielleicht weil ich noch lebe oder weil ich befürchtete, dass man mich ansonsten noch schlechter behandeln würde, wenn ich wieder auf diese Station kommen sollte.

Zwei Wochen nach meiner Entlassung hatte ich einen Termin bei meiner Frauenärztin.

Abgesehen davon, dass sie von dem großen Hämatom entsetzt war, stellte sie mir die Frage: „Nehmen Sie die Pille noch?"

Ich: „Natürlich."

Sie: „Um Gottes willen, Sie müssen sie sofort absetzen! Hat Ihnen das die Internistin nicht gesagt? Bei allen Medikamenten, die Sie einnehmen, liegt eine Kontraindikation vor."

Ich: „Gefragt hat sie, ob ich die Pille nehme, aber nichts erläutert, also was sollte ich damit anfangen, warum absetzen?"

Sie: „Leider kann ich Ihnen auch keine anderen Präparate, keine Hormonpräparate wegen der Schweißausbrüche verschreiben. Auch wenn es Naturprodukte sind, gehen alle auf dieselben Wirkstoffe zurück. Ich kann Ihnen nur Glück wünschen, dass die nächsten Monate nicht zu dramatisch werden."

Sie wurden dramatisch. Mein Körper rächte sich dafür, dass ich ihm innerhalb von wenigen Wochen „Schreckliches" angetan hatte.

Es musste sich angefühlt haben, als wären zwei tolle Achterbahnfahrten abrupt zu Ende gegangen, ein schockierendes Ende für meinen Körper.

An dieser Stelle möchte ich unbedingt meine damalige Frauenärztin besonders erwähnen und ihr im Nachgang danken. Leider ist sie verstorben. Sie konnte sich selbst nicht helfen. Sie hat mich aber über 30 Jahre lang sehr gut betreut und beraten und unsere Kinder auf die Welt gebracht. Das Leben ist eben für viele Menschen nicht fair.

Es war schon ein harter Kampf, von heute auf morgen dem Körper ca. 20 Zigaretten täglich zu entziehen. Wenige Tage später auch noch die Pille abzusetzen, die mehr als 30 Jahre ein ständiger Begleiter war, war genauso brutal.
Mein Körper signalisierte mir täglich, dass er noch süchtig war, doch meine Angst besiegte letzten Endes meine Sucht.
Dies entsprach auch der Prognose einer weiteren, weitaus freundlicheren Internistin.

Bei all diesen Kämpfen musste ich das meiste alleine bewältigen. Grundsätzlich müssen Kämpfende ja ihre Kämpfe alleine ausfechten, aber meistens gibt es Zuschauer, die anfeuern. Es gibt anspornende Zurufe oder auch Buhrufe, je nachdem, wie eine Runde des Kampfes überstanden wird. Stellenweise war ich für die Zuschauer, meine Familie, unerträglich. Zusätzliche Aufregung, unvorhergesehene Ereignisse, Stress, Hektik und Probleme wirkten sich negativ auf meinen gesamten Körper aus, besonders auf mein rechtes Bein.

Es tut mir leid, wenn ihr mich so ertragen musstet. Doch besser so als nur noch mit einem Bein.

März bis Juni 2009

Es war ein unglaublich tolles Gefühl, wieder laufen zu können, ohne stehen bleiben zu müssen, ohne Angst zu haben. D e Monate vergingen zunächst ohne Zwischenfälle.

Das Bein blieb ruhig, doch dafür regten sich plötzlich andere Körperteile oder Zellen im Körper, die gegen irgendetwas rebellierten.

Fast zeitgleich kam es zu verschiedenen Komplikationen.

Erinnern darf ich bei dieser Gelegenheit an meine Souvenirs. Ich trug unheimlich gerne zarte, filigrane Goldringe und Ketten – nicht klobig, nicht zu auffällig, aber für meine Begriffe schick.

Nach jedem Urlaub erinnerte später immer ein Ring an die schöne Zeit. Außerdem hätte ich in Deutschland kein zweites Exemplar gefunden, sie sind alle einmalig. Deutsche Juweliere sind natürlich über solche Käufe nicht glücklich, doch was kümmerte es mich.

Eines Nachts wurde ich wach und drohte zu ersticken. Es war aber nicht die Luft, die mir fehlte, es waren plötzlich meine Finger, die anschwollen. Mit aller Kraft und mehreren Hilfsmitteln hatte ich es noch geschafft, meine Ringe (acht Stück an der Zahl) abzustreifen. Bis heute habe ich keinen davon wieder getragen, konnte keinen mehr tragen.

Wenige Tage nach der „Ringattacke" fingen plötzlich die Finger an, zu jucken und zu brennen, dass es kaum noch zum Aushalten war.

Es juckte so stark, dass man schon das rohe Fleisch sah. Also begab ich mich zum Hautarzt. Nachdem die ersten zehn Salben keinen großen Erfolg zeigten und auch Allergietests nicht Neues zu Tage förderten, war ich schon ziemlich genervt und am Ende – wieder einmal.

Erschwerend kam hinzu, dass sich auch noch auf dem Kopf ein Ekzem gebildet hatte, das ebenfalls sehr juckte. Ich konsultierte meine Friseuse. Teure Mittel auf Ölbasis brachten Linderung, aber keine Heilung. So kam es, dass mir auch noch die Haare büschelweise ausfielen.

Von meiner einstigen Pferdemähne ist heute nichts mehr zu sehen, denn die einzige Chance war nun, einen Kurzhaarschnitt zu tragen.

Schließlich wurde mir durch meine Hautärztin Cortison in drei verschiedenen Formen verabreicht. Nikotinstopp, Pillenstopp und Cortison führten dazu, dass ich kontinuierlich zunahm. Aber auch Cortison brachte nicht den gewünschten Erfolg. Weitere Salben und Cremes kamen zum Einsatz. Am Ende war ich so frustriert und wütend, dass ich alles miteinander vermischte und die Wirkung dem Zufall überließ.

Von März bis November 2009 musste ich Baumwollhandschuhe tragen. Ich schnitt an allen Handschuhen die Fingerkuppen ab, damit ich wenigstens beim Schreiben beweglich blieb. Meine Studenten und Kollegen waren mittlerweile den Anblick gewohnt, sie wussten auch, dass ich kein Michael-Jackson-Fan war.

Haben Sie sich schon einmal mit Gummihandschuhen eingeseift und geduscht? Wenn man kein Latex-Fetischist ist, dann sollte man es wohl lassen. Es ist einfach pervers.

Eine weitere lebensgefährliche Situation ergab sich in diesem Zeitraum, als auch noch meine Zähne rebellierten. Eine Wurzelbehandlung war nötig, zusätzlich eine kleine OP am Lippenbändchen, um den weiteren Rückgang des Zahnfleisches zu verhindern.

Nach dieser OP wurde mir eine kleine Drainage gelegt, die eigentlich von alleine rausfallen sollte. Das tat sie aber nicht. Warum sollte bei mir auch etwas einfach sein?

Nachdem zu Hause die Betäubung nachließ, wurde der Schmerz unerträglich. Ich rief meinen Zahnarzt an, der bereits auf dem Heimweg war und schon die Praxis verlassen hatte. Er riet mir, vorsichtig den Tampon zu entfernen.

Ich legte auf und tat wie geheißen.

Hier dachte ich das erste Mal, dass es jetzt zu Ende geht.

Das Blut spritzte wie ein Wasserfall aus meinem Mund. Sämtliche Binden, die noch vorrätig waren, halfen wenig, um die Wunde abzudrücken. Wie es der Teufel will, ist man gewöhnlich in wichtigen Situationen alleine.

Noch war ich stabil genug, um die Notfallnummer zu wählen, niemand nahm den Hörer an der Notfallstelle ab. Auch hier wurden Sekunden zur

Ewigkeit. Wie vom Himmel geschickt kam meine ältere Tochter, eigentlich nur um zu sehen, wie ich alles überstanden hatte.

Mittlerweile waren Küche und Bad voller Blut. Es sah aus wie auf einem Schlachtfeld. Es sah aus, als hätte ich einem Kampf entfliehen wollen, als hätte mich jemand erstechen wollen.

Sie reagierte sofort, rief meinen Zahnarzt privat an, der Gott sei Dank in diesen Minuten zu Hause angekommen war. Er begab sich etwas zähneknirschend zurück in die Praxis und bereitete alles für mein Kommen vor. Wir schafften es gerade noch rechtzeitig, ich hatte bereits viel Blut verloren. Auch konnte ich nicht verhindern, die Praxis vollzusauen. Es hat ca. eine Stunde gedauert, diese Blutung zu stoppen. Zwischenzeitlich war ich schon zum Abdriften bereit. Mir war einfach nur noch übel.

Ohne die Hilfe meiner Tochter wäre ich verblutet, denn alleine hätte ich es vermutlich nicht mehr geschafft, auf die Straße zu rennen und nach Hilfe zu schreien. Danke, mein Kind.

Zu sagen wäre noch, dass ich zu diesem Zeitpunkt zwei Blutverdünner einnahm. Das wusste mein Zahnarzt. Operation und Behandlung waren jedoch dringend und er hätte wohl selbst nicht geglaubt, welche fatalen Auswirkungen diese Medikamente erzielen konnten.

Das war noch einmal gut gegangen.

Er ist trotzdem für mich der beste Zahnarzt der Welt.

Ich war sehr naiv. Ich dachte, alles, was ich durchgemacht hatte, würde nur einmalig nötig sein. Alles, was die Gefäße anbelangt, wäre vorbei und vergessen.

Ich dachte, ich hätte alles ausgestanden, wäre geheilt. Wieder sollte ich mich irren.

Seit meinem 50. Geburtstag im Jahr 2008 scheint mein Leben nur noch aus Irrtümern zu bestehen.

Ende Juni 2009 hatten wir uns entschieden, mit unserer jüngeren Tochter Emilia und unserer Enkeltochter Linda einen Ausflug zu machen. Linda hatte so lange keine gemeinsamen Stunden mehr mit mir, der Oma, verbracht und war bis dato auch noch keine Eisenbahn gefahren.

Unser Ziel war ein Meeresaquarium. Wir starteten in Richtung Bahnhof, ließen dort unser Auto stehen und dachten, es würde nicht regnen. Dass aber auch Gewitter laue Sommertage überraschen können, hatten wir nicht bedacht. So nahmen wir nur einen Schirm mit. Der Zug hatte sich noch nicht richtig in Bewegung gesetzt, da fing es auch schon an zu gießen. Zu spät, wir hatten nur einen Schirm, der für vier Personen zu wenig Platz spendete.

An unserem Zielort angekommen, empfing uns der reinste Platzregen, ein Gewitterregen, wie man ihn sich zu Hause für den Garten nur wünschen konnte. Doch hier?

Eine Unterstellmöglichkeit bot ein Partyzelt neben dem Bahnhof. Doch der Inhaber vertrieb uns von seinem Grundstück, war vollkommen abweisend und wollte nicht sehen, dass wir ein kleines Kind dabeihatten. Im Gegenteil, er wollte noch seinen Hund auf uns hetzen.

Wir versuchten mehrmals, ein Taxi per Handy zu bestellen, doch es kam keines.

Es blieb uns also keine andere Wahl, als zu laufen. Mein Mann trug Linda, damit ihre Schuhe und Strümpfe nicht völlig durchnässt wurden.

Mittlerweile tröpfelte es nur noch leicht.

Doch plötzlich, ich wollte es nicht wahrhaben, brach für mich eine Welt zusammen, brach für mich ein erneutes Gewitter herein.

Es ging bergab und ich konnte nicht mehr laufen, fünf Monate nach dem schrecklichen Eingriff. Ich dachte zunächst, ich hätte mir den Fuß vertreten, aber nein, es bestätigte sich meine böse Vorahnung, die Lähmungserscheinungen waren wieder da.

Völlig aufgelöst und in Panik rief ich Andy zu: „Bitte warte, bleibe stehen, ich kann schon wieder nicht mehr laufen!"

Andy: „Du machst Scherze, das kann doch nicht wahr sein."

Ich: „Bestimmt nicht, bestimmt nicht in dieser Angelegenheit."

Das Blut schoss mir in den Kopf, ich schwitzte, es war immer noch sehr schwül. Ich wollte alles verdrängen, doch es ging nicht, und wir waren noch nicht einmal beim Aquarium angelangt. Schließlich sollte es doch für Linda ein schöner Tag werden.

Nach dieser Lauferei, oder besser gesagt Nicht-Lauferei, musste ich mich im Meeresaquarium erst einmal ausruhen. Ich versuchte daraufhin, alle Stationen mit zu durchlaufen, doch manchmal stand ich vor den Scheiben, starrte die Fische an und die Fische mich. Da war sie wieder – die Schaufensterkrankheit.

Nichts beschäftigte mich mehr als mein Bein. Was würde wohl dieses Mal bei einer Untersuchung herauskommen? Ich hatte mir bei meinem Leben geschworen, wenn es irgendwie zu vermeiden sei und wenn ich nicht als Notfall eingeliefert werden müsste, nicht wieder in das Klinikum I zu gehen. Das konnte doch nicht das Maß aller Dinge sein.

Ein für mich entscheidendes, für meinen Mann und meine Tochter, speziell aber für Linda belustigendes Ereignis war die Tatsache, dass wir bei der Rückfahrt am verkehrten Gleis auf unseren Zug warteten. Für den ersten, der abfuhr, waren wir sowieso zu spät dran und sahen nur noch die Rücklichter. Ehe wir nach einer Stunde des Herumtrödelns endlich merkten, dass wir verkehrt warteten, kam der nächste auch schon angerollt.

Meine Tochter, Linda und mein Mann fingen an zu rennen, schließlich mussten wir noch durch eine Unterführung. Ich lief, hinkte um mein Leben, konnte aber nicht mithalten.

Linda lachte sich fast kaputt über die lahme Oma, die sie hatte. Glücklicherweise hatte der Lokführer bemerkt, dass ich zu dieser Gruppe gehörte, und nach dem Abpfiff noch 30 Sekunden (unerlaubterweise wohlgemerkt) auf mich gewartet. Ich war wieder einmal schweißgebadet.

Meine ältere Tochter legte mir die Telefonnummer von Prof. Dr. med. H. Schweiger, Chefarzt der **Herz- und Gefäß-Klinik Bad Neustadt,** auf den Tisch und bestand darauf, dass ich mich dieses Mal in dieses Klinikum begeben sollte. Schließlich arbeitete sie schon seit Jahren dort.

Ich zögerte noch vier Wochen, hatte beruflich noch einiges zu organisieren und vorzubereiten, haderte mit mir, hatte große Angst, da ich mich noch sehr genau an das erste Mal erinnern konnte.

Schließlich rief ich an, meine Nervosität konnte ich am Telefon gerade noch so verbergen.

Der erste Unterschied zum Klinikum I war, dass es ein sehr freundliches Telefonat gab und mir der schnellstmögliche Termin zur Vorstellung mitgeteilt wurde, und das ohne betonen zu müssen, dass ich privatversichert bin. Nicht zu glauben, aber hier werden Kassen- wie Privatpatienten behandelt. Der Vorstellungstermin war nach Schilderung meiner Probleme sehr zeitnah.

Heute kann ich mich noch erinnern, dass ich Herrn Prof. Schweiger gegenüber vor lauter Aufregung keinen richtigen Satz zusammengebracht habe. Ich habe mich richtig geschämt. Ich, die nie auf den Mund gefallen war, faselte etwas von meinem Bein, ohne genau erklären zu können, was ich eigentlich wollte. Ich, die Deutsch studiert hatte, konnte die richtigen Worte nicht finden. Mit Sicherheit waren es Angst und Ehrfurcht, die mich so einschüchterten. Trotz meiner Stotterei konnte der Herr Professor erraten, was mir fehlte. Heute kann ich fast darüber lachen.

Nach unserem Gespräch stellte er fest, dass ich stationär aufgenommen werden müsste. Von „außen" sei da gar nichts zu machen.

August 2009

Der Aufnahmetermin war gekommen. **Die Aufnahme in diesem Klinikum** erfolgte komplett anders als im Klinikum I – bereits **der zweite Unterschied,** wohlgemerkt zum Vorteil des Patienten. Freundlich, kompetent und ohne viele Worte wurde ich als Neuzugang auf einer Station der Gefäßchirurgie, der G5, aufgenommen.

Vollkommen anders organisiert war und ist auch der Ablauf auf Station. Ich saß keine 15 Minuten auf meinem Bett, war schon die erste Schwester zur Stelle, die mich begrüßte **(dritter Unterschied).**

Im Zehn-Minuten-Takt kamen alle verantwortlichen Schwestern und Ärzte und erklärten mir ihre Zuständigkeiten und was auf mich zukommen würde **(großer vierter Unterschied).**

Noch immer trug ich diese Handschuhe. Die Schwestern und Ärzte wunderten sich sehr. Sie wollten zunächst gar von der Behandlung im OP-Saal absehen. Ich erklärte ihnen kurz diesen anderen Leidensweg. Sie stimmten daraufhin dem Eingriff zu und gaben mir einen zusätzlichen Tropf, der das Jucken verhindern sollte, denn die Handschuhe durfte ich aus hygienischen Gründen im OP-Saal nicht tragen. Es funktionierte.

Der Herr Professor kam persönlich und führte ein kurzes Gespräch mit mir. Er teilte mir mit, dass es sich voraussichtlich um eine **Dilatation**[12] handeln würde. Endgültig könne das aber erst unter dem Eingriff entschieden werden.

Es folgten die üblichen Untersuchungen wie Blutentnahme, Rasur und ein **Port**[13] wurde gelegt.

Ein weiterer Unterschied zu Klinikum I bestand darin, dass am Aufnahmetag ein MRSA-Test gemacht wurde **(fünfter Unterschied).**

Am Tag des Eingriffs traf ich auf einen Oberarzt der Radiologie, Oberarzt Wedell. (Mittlerweile wusste ich ja, dass diese Eingriffe Radiologen tätigen!) Er erschien mir auf den ersten Blick sehr kompetent. Dr. Wedell war zwar

---

12 Dilatation: Dehnung
13 Port: Zugang

etwas resolut und gab klare Anweisungen, führte aber keine Gespräche aus trivialen Bereichen. Das gefiel mir sehr gut.

Es gab während der Behandlung kein anrüchiges Geplänkel zwischen Arzt und Schwestern. Ob der Sex am Wochenende gut war oder nicht oder wie im Moment der Garten aussieht, wurde hier nicht diskutiert **(sechster Unterschied)**.

Arzt und Schwestern arbeiteten in diesem sehr großen und hellen OP sehr zielstrebig **(siebter Unterschied)**. Dazu gehörte natürlich auch der furchtbare Stich mit der Kanüle in die Leiste.

Erschwert wurde die Arbeit, da ich keine Befunde vom ersten Eingriff hatte, lediglich eine Röntgenaufnahme. Im Klinikum I hatte ich darum gebeten, sie als „Geschenk" zu behalten. Ich erinnere an meine Naivität, in der ich dachte, dass alles einmalig gewesen sein sollte.

Dadurch wurde die Präzisionsarbeit unheimlich erschwert, doch der Eingriff gelang. Der OA wollte zunächst von einem weiteren Stent absehen. Ich habe, so gut ich konnte, wieder mitgearbeitet, trotzdem war das Fließen des Kontrastmittels durch meinen Körper genauso ekelhaft wie im Klinikum I. Das war wohl die einzige Gemeinsamkeit.

In diesem Klinikum benötigte eine Fachschwester genau 15 Minuten **(achter Unterschied)**, um die Arterie abzudrücken. Ein weitaus angenehmerer Druckverband aus anderem Material **(neunter Unterschied)** wurde angelegt und auf sechs Stunden festgelegt – sechs Stunden!

Ich wollte nicht nachfragen, vielleicht hatte sich die Schwester verschrieben und es sollten 16 Stunden sein. Ich erinnerte mich mit Grauen an die 24 Stunden im Klinikum I.

Dieses Mal hätte ich vor Freude weinen können.

Auf Station G5 erklärte mir eine Schwester, Schwester Danuta, sehr genau und eindringlich, dass ich zügig drei Liter Wasser zu trinken hätte, damit das Kontrastmittel so schnell wie möglich aus dem Körper gespült werden konnte. **(Zehnter Unterschied,** wie bereits erwähnt.)

Ich: „Ich werde aushalten und aufhalten. Ich gehe auf keinen Schieber. Was sind schon sechs Stunden – und das im Vergleich zu 24 Stunden?"

Schwester: „Das werden Sie nicht tun. Bleibt das Kontrastmittel zu lange im Körper, kann das zu Schädigungen führen. Weigern Sie sich, hole ich den Arzt und lasse einen Blasenkatheter legen." **(Elfter Unterschied.)**

Hier ist deutlich festzustellen, dass es im Klinikum I doch ganz anders zugeht.

Vor diesem Katheter hatte ich nun Angst. Also beugte ich mich der strengen Ansage der Schwester und benutzte den Schieber. In diesen sechs Stunden wurde ich alle 30 Minuten gefragt, ob es mir gut ginge, ob alles o. k. wäre **(zwölfter Unterschied).**

Es hätte ja alles so schön sein können, da es nur sechs Stunden waren, die ich ruhig liegenbleiben musste. Doch so einfach machte es mir der liebe Gott auch dieses Mal nicht.

Das Qualvollste an diesem Tag war nämlich, dass es der heißeste Tag des Jahres 2009 war und der heißeste Augusttag seit Jahrzehnten.

Es war doch einfach nicht zu fassen, dass es mich wieder getroffen hat. Womit hatte ich das alles verdient?

Die Station war nicht klimatisiert. Grundsätzlich fand ich es in Ordnung, dass man noch ein Fenster öffnen konnte, um frische Luft einzuatmen. Aber man stelle sich vor, dass sich bei mehr als 40 Grad Außentemperatur nirgendwo auch nur noch ein Lüftchen bewegte.

Fenster und Türen wurden geöffnet, um einen Gegenzug zu bewirken. Nichts geschah. Dieses Mal lag ich im eigenen Schweiß gebadet und konnte und durfte mich nicht rühren.

Die Fürsorge der Schwester und der Mitpatienten war einfach unbeschreiblich, grenzenlos, aufopferungsvoll.

Ich bekam alle 15 Minuten mit kaltem Wasser getränkte Handtücher auf Kopf, Arme, Bauch und Beine gelegt. Selbst die zwei älteren Herren, die einigermaßen laufen konnten, halfen der Schwester. Die Luft war heiß und stickig. Sie versuchten, mir mit trockenen Handtüchern Luft zuzufächeln. Dieses Mal waren es nur sechs Stunden und doch musste ich wieder leiden. Es war wieder die Hölle.

Fazit dieses Aufenthalts allerdings ist, dass ich von allen Beteiligten vorzüglich behandelt wurde **(Unterschied 13)**.

Schwester Danuta ist für mich ein Engel unter den Schwestern. Sie hat mir, so weit es ihre Zeit auf der Station erlaubte, beigestanden, mir gut zugeredet, auch wenn es nur vom Nachbarzimmer aus war. Deshalb muss ich sie hier namentlich verewigen.

Der letzte Unterschied zum Klinikum 1 war, dass ich zur Abschlusssonographie lediglich fünf Minuten gewartet habe **(Unterschied 14)**.

Warum funktioniert das hier und in anderen Krankenhäusern nicht?

Mit meiner Entlassung hoffte ich sehnlichst, dass es der letzte Eingriff dieser Art gewesen sein sollte.

Ursprünglich dachte ich auch, man wäre mit mir in diesem Klinikum so umgegangen, weil ich Privatpatientin bin. Doch da hatte ich mich getäuscht. Das Personal teilte mir mit, dass es bei der Behandlung auf Station keine Ausnahme gibt, ob privatversichert oder Kassenpatient.

Nachdem ich anderen jedoch von all den Unterschieden berichtet hatte, erntete ich nur ein Lächeln. Man gab mir zu bedenken, dass das vielleicht das erste Mal so gewesen sei oder ich einen besonders netten Tag der Schwestern erwischt hätte oder ähnliche Gründe mehr.

September bis Dezember 2009

Diese Monate verliefen bezüglich meiner Krankheit recht unauffällig. Deshalb gönnten wir uns im Oktober 2009 eine Woche Urlaub auf Mallorca – zwar Spanien, wenn auch nicht die Kanaren. Ich hatte einfach zu viel Angst, was wohl wäre, wenn etwas auf den Kanaren passieren würde. Schließlich ist der Flug doppelt so lang wie nach Mallorca.

Januar 2010

Ich muss kurz daran erinnern, dass ich als Englisch-Dozentin tätig bin. In dieser Funktion bin ich im Januar eines jeden Jahres mit Fortbildungen landesweit beschäftigt. So auch in diesem Jahr 2010.
Mittlerweile glaubte ich begriffen zu haben, dass ich kürzertreten musste. Auch mein Dienstherr schlug mir das vor.
So bot sich die Gelegenheit, dass mir ein Kollege zu Hilfe kam und mich in Wochenseminaren ein bis zwei Tage entlastete. Diese Einteilung kam auch bei den Teilnehmern gut an und sollte beibehalten werden. Dieser Kollege ist mittlerweile zu einem guten Freund geworden.

Blitze kommen bekanntlich vom Himmel und nicht nur an einem schwülen Sommertag. Einer traf mich bereits Mitte Januar.
Wieder musste ich pumpen, wieder musste ich stehen bleiben, wieder war ich schweißgebadet und hatte ein hochrotes Gesicht. Ich konnte mich schon fast selbst nicht mehr ertragen und im Spiegel anschauen.
Den Blutdruck hatte ich schon lange nicht mehr gemessen.

Jeden Tag schwankte ich zwischen der Kenntnisnahme meiner erneuten Schmerzen, dem Drang, im Klinikum 2 anzurufen, und meiner verdammten Pflichterfüllung, meinem verdammten Ehrgeiz. Immer dachte ich, es ginge nicht ohne mich, aber bekanntlich ist jeder zu ersetzen, der eine nur etwas schwerer als der andere.
Mir war klar, dass Undank schon immer der Welten Lohn war, und trotzdem wollte ich die Teilnehmer, die freiwillig meine Fortbildungen besuchten, nicht enttäuschen.
Schließlich waren für Januar vier Wochen Fortbildung und für Februar zwei Wochen Fortbildung geplant.

Meinen Kollegen entging indes meine Veränderung nicht. Sie bemerkten, ohne mich darauf anzusprechen, dass ich öfters im Objekt stehen blieb und nicht wie gewohnt zügig von A nach B ging.

Es hatte mit Sicherheit nichts damit zu tun, dass ich plötzlich unheimlich gern plauderte. Schaufenster waren allerdings auch nicht vorhanden, also gab es immer öfter Vortäuschungen von Handlungen, Vorschubhandlungen, die es eigentlich nicht geben sollte.

Mein letztes Seminar im Februar übernahm dankenswerterweise mein Kollege.

Ziele

Das Ziel ist nah,
doch der Weg ist weit;
manchmal wünsche ich mir,
wir gingen ihn zu zweit.

Plötzlich merke ich,
wie mir leicht schwindelig wird,
doch ich reiße mich zusammen,
sage zu mir, befehle mir: Bleibe fit!

Ich komme zum Ziel,
finde einen Halt,
eine Verschnaufpause und mir wird eisig kalt.

Der Schweiß tritt wieder ins Gesicht, auch in den Nacken,
ich kann es nicht verhindern, ihn nicht packen.

Das Make-up läuft, alles ist hin,
jetzt ist alles im Taschentuch drin.
Ich schäme mich fast dafür, denn auch ich bin hin.

Ich denke: Hoffentlich bist du bald durch diese Tür hinaus,
damit dich keiner sieht am Ende – nur noch raus.

Februar 2010

Mein Bein indes verstand keinen Spaß und signalisierte mir die Notwendigkeit, in dem mir nunmehr bekannten, aber dennoch von mir nicht geliebten Klinikum Bad Neustadt anzurufen.

Gesagt, getan – und schon hatte ich mit dem Anruf auch den nächsten Termin zur stationären Einweisung.

Unter allen Umständen sollten nur mein Professor und genannter OA sich meiner annehmen. Auch das funktionierte. Mittlerweile schien es mir wie eine gewohnte Zeremonie.

Doch je öfter ein solcher Eingriff getätigt wird, umso mehr Angst entwickelt man. Es ist wie mit der ersten Schwangerschaft. Da kennt man sich auch nicht aus, wartet gespannt, wie jeder Tag verläuft, und ist doch dann sehr erleichtert, wenn man ein gesundes Kind zur Welt gebracht hat und selbst auch alles überstanden hat. Bei einer zweiten Schwangerschaft denkt man schon viel mehr über alles nach.

Auf den Tag genau, nur ein Jahr später, am 18. Februar 2010 erfolgte nun der dritte Eingriff dieser Art.

Das Hineinrammen der Kanüle war auch beim dritten Mal nicht einfacher zu ertragen.

Der OA entschied sich während des Eingriffs dafür, einen zweiten Stent zu setzen, in der Hoffnung, dass das Blut eine höhere Fließgeschwindigkeit erreichen würde und das Bein besser versorgt werden könnte.

An dieser Stelle sei bemerkt, dass auch beim zweiten Aufenthalt in dieser Klinik die Unterschiede zu Klinikum 1 in positiver Weise wieder da waren, genau wie beim ersten Mal. Also doch nicht nur ein Zufall?

April 2010

Danach konnte ich wieder laufen und erneut stellte sich die Frage: Wie lange?

Ich brauchte auch dringend wieder beide Beine, nicht nur im Allgemeinen, sondern speziell für den April 2010, weil mein Mann und ich eine besondere Reise gebucht hatten. Eine Reise nach Frankreich war geplant, ins Disneyland Paris, zusammen mit unserer Enkeltochter als Geschenk zur Schuleinführung und mit unserem Patenkind zum 18. Geburtstag.

Liebe Leser, Sie werden sich fragen: Warum solche Geschenke?

Nun, Kindern sollte man nie Versprechen machen, die man nicht halten kann. So hatte uns unser Patenkind an einem Sommertag, als wir den Himmel betrachteten, gefragt, ob wir nicht einmal mit ihm fliegen könnten. Wir bejahten natürlich und vergaßen es auch wieder, aber er nicht. Mehrmals jährlich erinnerte er uns an unser Versprechen. So lösten wir es schließlich ein.

Bei unserer Enkeltochter war es ähnlich, weil wir ihr erzählt hatten, wie toll es in einem Flugzeug ist. So gab es anstelle einer gefüllten Schultüte ein Flugticket nach Paris.

Wir wollten auch beiden zeigen, wie man mit dem Flugzeug in den Urlaub reist und wie man sich auf einem Flughafen bewegt.

Ich denke, dass die Reise ein voller Erfolg war. Es würde den Rahmen sprengen, hier über Disneyland zu berichten.

Es sei lediglich erwähnt, dass unser Patenkind uns heute nicht mehr kennt, mit uns nichts mehr zu tun haben möchte. Sollte sich bis zum Erscheinen meines Tagebuches der Zustand geändert haben, dann hatte ich es wenigstens erwähnt.

Es tut sehr weh.

Doch bezüglich meiner Krankheit pAVK war ich wahnsinnig stolz auf mich, drei Tage hintereinander das Disneygelände per Fuß zu durchkämmen, stolz auf mich, auch das Flughafengelände in Paris zu „durchlaufen". Das hatte ich geschafft.

Mai und Juni 2010

Intermezzo. Viel Arbeit. Noch war alles o. k.

Juni und Juli 2010

Mein Dienst

Um 5:00 Uhr in der Frühe aufzustehen,
war selten für mich ein Problem,
viele Kollegen konnten das sehen.

Zeitig vor Dienstbeginn war ich im Büro.
Auch wenn ich jeden aller erlebten Winter hasste,
gab es keine Unterrichtsstunde, keinen Termin,
wohlgemerkt in 32 Dienstjahren, den ich je unentschuldigt verpasste.

Ich kochte vor Dienstbeginn Kaffee, kopierte Material oder war,
um noch etwas zu klären, sonst wo, aber immer da.

Pünktlichkeit gehörte zu meinen obersten Prioritäten,
mittlerweile waren es fünf Minuten im Verspäten.

Ich konnte meine Azubis und Studenten für ihr Zuspätkommen kaum
noch tadeln,
ich wusste nicht wofür, stand ich doch selbst zu spät vor der Tür.

Mein Auto war die letzte Rettung,
ich fuhr im Dienstobjekt von Haus zu Haus, parkte an Stellen,
die nicht gerade erlaubt,
aber da hat man vermutlich weggeschaut.

So war ich wenigstens pünktlich,
glücklich darüber, wenn auch nur stündlich.

Bereits Ende Juni zeichneten sich erneut Störungen ab. Ich sagte nichts, sagte zu niemanden etwas, ignorierte die bekannten Erscheinungen.

Ich hatte wieder ausgebuchte Seminare, wollte sie halten und hielt sie.

Hinzu kam, dass unsere jüngere Tochter mit ihrem Partner im Juli 2010 Hochzeit feiern wollte und unsere Enkeltochter Schuleinführung hatte. Das konnte ich doch als Mutter und Oma nicht versäumen. Ich konnte mich doch nicht einfach wieder so ins Krankenhaus legen und meinen Mann mit all den Aufgaben alleine lassen.

Ich hatte mein Letztes im Vorfeld zu dieser Hochzeit gegeben. Die Vorbereitungen wurden größtenteils durch unsere Tochter und natürlich mit Unterstützung des künftigen Ehemannes getätigt. Doch blieb immer noch genug zu tun für mich als Mutter und für uns als Eltern.

Am Tag der Hochzeit war es wieder sehr heiß, was mich störte. Die Hitze war mittlerweile unerträglich für mich. Ich weiß nicht, wie ich alles überstanden habe. Ich weiß noch, dass ich einen Tanz mit meiner Schwester abbrechen musste, weil der Schmerz unerträglich wurde.

Heute, 2013, ist die Ehe bereits geschieden.

Liebe?

Weinen?

Warum weinen Menschen?
Was ist überhaupt Weinen?

Im Moment weine ich mehr, als mir guttut.
Was ist Liebe?

Ich weine, weil ich wütend bin.
Ich weine, weil vieles umsonst war.
Ich weine, weil wir unsere Tochter an eine andere Stadt verloren haben,
sie nicht mehr in unserer Nähe ist.
Ich weine, weil auch unsere Zukunftspläne geplatzt sind wie eine Sei-
fenblase.

Liebe?
War es wirklich Liebe?
War es vielleicht nur ein „Unterkommen"?
War die Liebe vorgetäuscht?

Ich hatte einen Schwiegersohn, der war immer nett.
Nettsein geht aber einfach nicht.
Liebe muss echt und gewollt sein.

Auch die Schuleinführungsfeier habe ich noch überstanden, allerdings
konnte ich keine 100 Meter mehr am Stück laufen.
Mein Mann und ich wussten, was das bedeutet.

August 2010

Für Mitte August war noch ein Seminar vorgesehen, das bereits ein Jahr in Planung war. Das musste ich halten, unbedingt.

In dieser Woche waren die Lähmungserscheinungen so heftig, dass ich sogar eine Einladung zum Kaffeetrinken ablehnen musste, weil ich die Strecke zum Café nicht geschafft hätte. So täuschte ich in der Pause wichtige Vorbereitungen für die nächste Stunde vor. Für Seminarleiter eigentlich nichts Außergewöhnliches, nichts Schlimmes, nur für mich war es mehr als schlimm.

Die Tage nach dem Seminar nutzte ich dazu, Zweitkorrekturen zu übernehmen, da ich auch eine Kollegin nicht hängen lassen wollte.

Ich nutzte auch die Zeit, um mein Büro aufzuräumen. Dieses Büro war für viele ein Ort, an dem sie sich nicht vorstellen konnten zu arbeiten, da es sich um ein echtes kreatives Chaos handelte. Doch wie heißt es so schön: Nur das Genie beherrscht das Chaos.

Vermutlich ahnte ich, dass es dieses Mal nicht mit einer Krankschreibung von zwei Wochen abgetan sein würde.

Auch hatte ich die letzten Worte des Professors noch im Ohr, die mir sagten, dass bei Wiederauftreten der Lähmungserscheinungen eine große Operation ins Haus stünde und dass er persönlich von einer Stent-Unverträglichkeit ausgehe.

Das soll es ja geben, dass Menschen Implantate oder Organe abstoßen. Aber warum ich schon wieder, warum musste ich wieder unter ihnen sein? Ärzte sagen, dass es nur ca. 10 % der Patienten betrifft.

Drei Mal hatte ich mich gegen die Empfehlungen der Ärzte gestellt, etwas länger zu Hause zu bleiben, mich zu erholen und auszuspannen.

Ich tat es nicht. Bin ich normal?

Kollegen rieten mir, endlich wach zu werden zum Arzt zu gehen, ehe noch Schlimmeres passiert.

Sie sollten Recht behalten.

Trotzdem schob ich es noch einige Tage vor mir her, haderte mit mir und hoffte eigentlich jeden Tag, dass es keine Lähmungserscheinungen mehr geben würde, dass alles nur ein Albtraum war.

Doch es war kein Traum, es war bittere Realität. Ich las mir den Befund vom Februar 2010 durch und ahnte, dass mir eine große Sache bevorstand.

Meine Kollegen rieten mir, eine zweite Meinung zu meiner Krankengeschichte einzuholen, nachdem ich ihnen mitteilte, dass ich wiederum in das Herz- und Gefäß-Klinikum Bad Neustadt zur Behandlung gehen würde.

Zweite Meinungen und dritte Meinungen sind heutzutage „in", modern eben.

Nun regten sich bei mir doch Zweifel. So recherchierte ich im Internet nach allen renommierten Kliniken Deutschlands und nach besten Gefäßzentren.

Liebe Leser, liebe Betroffene, Sie können es mir glauben oder auch nicht, meine Recherche endete wieder im Herz- und Gefäß-Klinikum Bad Neustadt.

Für meine Krankheit wären außerdem noch die Kliniken in Erlangen und Heidelberg sowie ein neues Gefäßzentrum in Hamburg in Frage gekommen.

Auch zog ich andere Universitätskliniken in Betracht. Dank der Erfahrung von Kollegen legte ich diese Überlegung jedoch ad acta. Sie konnten mich überzeugen, dass nicht alleine der Name „Universitätsklinik" zählt. Sie erläuterten mir, dass an diesen Kliniken wohl ständig geforscht würde, dass aber nicht jedes Ergebnis sofort umsetzbar sei. Außerdem gibt es bezüglich der neuen Erkenntnisse noch keine Langzeitstudien, die Erfolg oder Niederlage dokumentieren. Oftmals sind Patienten „Versuchskaninchen". Das Herz- und Gefäß-Klinikum Bad Neustadt weist als einzige Klinik den Zusatz „weltweit anerkannt" auf und ist in Deutschland mit marktführend. Hier werden diese Eingriffe täglich durchgeführt. Das ist natürlich keine hundertprozentige Garantie dafür, dass nichts schiefgehen kann, aber der Erfahrungswert von unendlich vielen gelungenen Operationen ist vorhanden. Vielleicht habe ich bei anderen Kliniken bestimmte Prädikate überlesen oder wollte sie überlesen. Fakt war, dass es nun nach ausführlicher Recherche keinen Zweifel mehr daran gab, wieder in dieses Klinikum zu gehen. Was sollte ich in Erlangen oder Heidelberg tun, wenn ich die Spezialisten vor meiner Haustür hatte?

Bei weiterem Blättern auf den Internetseiten der Herz- und Gefäßchirurgie kamen mir fast die Tränen, als ich mit Mundschutz „meinen" OA Wedell erkannte.

Am Donnerstag, den 26. August 2010, 10:00 Uhr, griff ich zum Hörer und wählte die bereits gut bekannte Nummer der Herz- und Gefäßchirurgie in Bad Neustadt.

Der Sekretärin war ich bereits bekannt. Mein Termin war auf Montag, den **30. August 2010** festgelegt.

Etwas enttäuscht war ich, als mich dann ein OA, Oberarzt Dr. Binder, empfing und nicht wie gewohnt der Professor.

Der OA machte mir schnell klar, dass ich den nächstmöglichen Termin auf Station brauchte und dass die „Macherei" mit den Stents endlich ein Ende haben müsse. Er war hart, machte klare Ansagen, genau das, was ich brauchte: bloß keine Dudelei.

September 2010

Der Termin zum Einchecken war bereits am **2. September 2010.** Erfahrungsgemäß lief auch an diesem Aufnahmetag alles reibungslos und ohne Wartezeiten ab.

Bereits um 17:00 Uhr am Aufnahmetag war ich mit allen Voruntersuchungen, einschließlich Röntgen, fertig. Klinikum 1 hätte dazu garantiert länger gebraucht.

Nervös, aufgeregt und nicht zum Sprechen aufgelegt, wartete ich auf den OP-Termin am Freitag.

Prof. Dr. Schweiger versicherte mir, die OP selbst vorzunehmen. Ich vertraute ihm.

Er teilte mir auch mit, dass es allerhöchste Zeit sei, zu operieren, da im Bein gar kein Puls mehr vorhanden war. Das heißt, ich hätte über kurz oder lang, zwei Tage, zwei Wochen, mein Bein verlieren können. Es war eine sehr, sehr grenzwertige, ernste Angelegenheit.

Und alles nur, weil ich glaubte, es ginge nicht ohne mich.

Es war auch für mich der letztmögliche Termin, von ihm operiert zu werden, da er zwei Tage später zu einem Kongress fahren wollte und anschließend in den Urlaub.

Ich hätte es sowieso erfahren, wenn ein Assistenzarzt an mir „herumgeschnippelt" hätte. Ich habe das Recht, meinen OP-Bericht einzusehen.

Alle Ärzte müssen natürlich erst lernen und ihre Erfahrungen sammeln, aber bitte nicht an einem so komplizierten Fall, wie ich es bin. Die jungen, zum Teil noch unerfahrenen Ärzte sollten mit den „einfacheren" Fällen beginnen und sich hocharbeiten.

In diesem Fall bestehe ich schon darauf, dass ich für mein vieles Geld, das ich als Privatpatient bezahle, auch Qualität erwarten kann.

Priv.-Doz. Dr. Dinkel, Chefarzt der Anästhesie, versicherte mir, persönlich die Narkose vorzunehmen.

Ich hatte wahnsinnige Angst. Das spürte er vielleicht. Ich bat ihn, mich gut „einzuschläfern".

Das lehnte er leicht lächelnd ab, das habe er noch nie getan. Meine Worte waren natürlich verkehrt gewählt.

Ich glaube, es war das letzte Mal, dass mir vor der OP ein Lächeln entglitt. Auch gab mir der Professor das Versprechen, gut auf mich aufzupassen.

Der Tatsache geschuldet, dass der Professor in Urlaub ging, war die Station randvoll.

Viele Patienten brauchten vor diesem Wochenende noch Hilfe, Hilfe vom Professor.

Deshalb klappte es dieses Mal auch nicht mit einem Einzelzimmer.

Wie dem auch sei, gegen 14:00 Uhr gab es einen Zugang für mein Zimmer. Eine Frau aus Erlangen. Auch hier schließt sich wieder ein Kreis. Nachdem ich sie fragte, warum sie in das Klinikum nach Bad Neustadt käme, wo es doch in Erlangen ebenfalls eine Gefäßklinik gäbe, antwortete sie, dass dies hier die beste Klinik für Gefäßpatienten sei.

Diese Frau war 58 Jahre alt, ein einziges Ersatzteillager aus Stents, eingeführt in alle möglichen Arterien oder Venen oder am Herz, aber immer noch eine Kettenraucherin.

Es gab eigentlich keine Unterhaltung, sie beschränkte sich auf belanglose Informationen.

Ich wollte nicht reden, nicht gefragt werden, war nur auf mich fixiert.

Die Nacht vor der OP wurde zum Albtraum. Ich verzichtete wie immer auf Schlafmittel oder Beruhigungstropfen.

Ab 22:00 Uhr setzte dann ein regelrechter Schnarchgesang ein. Normalerweise dürften heute auf dem Gelände der Klinik keine Bäume mehr stehen. Die Frau schnarchte auf der linken Seite, auf der rechten Seite, auf dem Bauch und auch mit geschlossenem Mund auf dem Rücken.

Wenn sie wirklich mal 30 Sekunden nicht schnarchte, dann hustete sie so stark, so intensiv, dass man glaubte, der gesammelte Teer aus 20 Jahren würde aus ihrem Körper fliegen, Schleimbeutel wurden selbst aus der kleinen Fußzehe geholt und explodierten.

Ich habe keinen Vergleich mehr.

Gegen 23:00 Uhr holte ich mein Handy raus, wollte mit ein wenig Musik den Krach übertönen, aber es funktionierte nicht.

Hätte ich gekonnt, dann hätte ich diese Frau bis zur Besinnungslosigkeit geschüttelt oder sie ganz einfach mit dem Kissen erdrückt. So viel Wut hatte sich mittlerweile angestaut.

Ab 1:00 Uhr fing ich an, auf dem Flur der Station umherzuwandeln. Auch die Nachtschwester wusste keinen Rat. Sie konnte mir nur bestätigen, dass der Lärm schrecklich war. Schade, dass niemand die Lautstärke gemessen hat.

Sie konnte mir auch kein anderes Bett geben, sie waren ja alle belegt. Sie meinte, mein Bett nach Mitternacht auf den Flur zu schieben, würde andere Patienten wecken, was ich auch nicht wollte, denn es lagen viele frisch operierte Patienten hier.

Also ließ sie mich auf mein Bitten hin im Verbandszimmer ruhen. In meiner Verzweiflung wusste ich nicht mehr, wohin.

Die Stunden, die ich dort verbrachte, sind ebenfalls kaum zu beschreiben. Es war ruhig um mich herum. Die Pritsche war sehr eng, hart und kalt. Ich konnte mich nicht drehen, ohne Gefahr zu laufen, herunterzufallen. Ich bin immer noch kein Fliegengewicht.

Das einzige Geräusch war die Uhr, die tickte. Sie tickte wie eine Zeitbombe, wie ein Wasserhahn in den Gefängniszellen, der Inhaftierte zum Wahnsinn oder zu Geständnissen treiben soll.

Ich glaube, ich stand kurz davor, wahnsinnig zu werden.

Plötzlich kam Ekel in mir hoch. An Schlafen konnte ich sowieso nicht mehr denken. Ich ekelte mich plötzlich bei dem Gedanken, wie viele tausend Menschen wohl schon auf dieser Pritsche gelegen haben, so wie ich selbst heute Morgen.

Ich ekelte mich, wenn ich die teilweise sehr alten, ständig hustenden, teils ungepflegten, unappetitlich wirkenden und nach Schweiß riechenden Omas und Opas sah. So wie diese Menschen im Gesicht aussehen, sehen sie vermutlich auch an den verdeckten Körperstellen aus. Einfach schlimm.

Keiner war da, der mir half.

Gegen 6:00 Uhr ging ich zurück in mein Bett. Ungebremst und mit voller Wucht schleuderte ich der Dame ins Gesicht, was sie mir diese Nacht angetan hatte.

Sie sei sich dessen bewusst, dass sie sehr schnarche, habe aber noch keinen Arzt deswegen aufgesucht. Eine Entschuldigung konnte mich und diese schreckliche Nacht auch nicht mehr retten.

Wir sprachen kein Wort mehr miteinander, bis ich mit meinem Bett aus dem Zimmer Richtung OP geschoben wurde.

Was am 3. September 2010 ab 10:00 Uhr passierte, ist mir entfallen. Dafür hat Priv.-Doz. Dr. Dinkel gesorgt, der mich in tiefen Schlaf versetzte, jedoch nicht „eingeschläfert" hatte.

Wie, weiß ich auch nicht mehr. Das Mittel, die Spritze, muss schnell wirksam gewesen sein.

Beim ersten Erwachen, wo auch immer, vermutlich noch im OP-Saal, hörte ich nur Bruchteile von Fragen, Wortfetzen und wieder war ich weg, in einer anderen Welt.

Später, wann immer das auch war, glaubte ich Wörter wie „Hofbräune", „Hochzeit", „keine Zeit für Urlaub" gesagt zu haben. Es kann aber auch ein Traum in Reaktion auf die vergangenen Ereignisse zu Hause gewesen sein. Wer weiß das schon.

Vermutlich hat man mich gefragt, warum ich partiell und ungleichmäßig gebräunt sei.

Danach bin ich wohl wieder in eine tiefe Schlafphase gesunken.

Ich hatte in Kliniken schon viel erlebt, viele Schmerzen erlitten, war seelisch schon sehr angeschlagen. Ich dachte, Schlimmeres könnte doch nicht mehr kommen.

Wieder ein Irrtum.

Die Wachstation H3 ist die Steigerung, ist die Hölle. Ich bewundere die Schwestern, die dort ihren Dienst verrichten. Sie tun es dennoch mit viel Engagement und Liebe zum Patienten.

Bei meinem Erwachen auf dieser Station fühlte ich mich, als wäre ich an das Bett gefesselt, zumindest sah es wie eine Fesselung aus. Aber es war nötig, ich wurde zur Unbeweglichkeit gezwungen.

In der linken Arterie im Handgelenk lag eine Nadel. Im linken Nasenloch ein Sauerstoffschlauch. Auf dem rechten Handrücken lag ein Port oder Zugang, im Hals ein Port mit vier Schläuchen, am rechten Oberarm die Manschette für die kontinuierliche Blutdruckmessung.

Ah, ich vergaß, links neben dem Bett hing der Blasenkatheter und rechts vom Oberschenkel führten vier Schläuche hinab, an deren Ende sich wie Kugeln aussehende Behältnisse befanden, die das Wundsekret auffingen.

So viel zu meiner neuen „materiellen" Ausstattung, meinem Outfit.

Fast hätte ich das moderne, blau-weiß gemusterte Ausgehhemd vergessen, mit einem Schlitz hinten, nicht wie gewohnt an den Seiten. Für mich ist dieses Hemd eine Zwangsjacke.

Ich konnte nur mit dem rechten Arm im Ärmel bleiben.

Auch das ist ja heutzutage „in", sich asymmetrisch zu kleiden. Warum nicht auch auf einer Intensivstation?

Die ersten drei Tage habe ich wohl mehr geschlafen als gewacht. Vielleicht kam es mir auch nur so vor. Der Film hatte jedenfalls ganz schöne Unterbrechungen, ganz schöne Risse. Der Ton war wohl öfters vorhanden, das Bild nicht. Auch war am Bett ein Monitor, ein kleiner Fernseher, befestigt. Fragen Sie mich nicht, warum. Meine Mitmenschen erzählten mir wohl, er wäre immer gelaufen, doch ich kann mich nicht erinnern, irgendetwas geschaut zu haben. Es gibt wenige real nachvollziehbare Momente, an die ich mich erinnere, so zum Beispiel weiß ich, dass mein Mann am Bett stand – zwei Mal. Er sagte mir aber, dass er jeden Tag auf der Intensivstation war.

Ich erinnere mich auch, dass er mich am Rollator über den Gang geführt hat. Ich hatte dieses tolle Hemdchen an, war hinten herum wohl aber total nackt. Auch das störte mich nicht. Trotzdem legte mir eine Schwester noch ein anderes Hemd auf die freien Stellen. Ich hätte ja vielleicht einen der hier liegenden Herren noch anmachen können.

Meine Tochter Rebecca war ebenfalls anwesend – mehr weiß ich davon nicht mehr.

Einmal musste ich husten und dachte, mein Körper fällt auseinander. OA Binder war etwas verärgert und bot mir einen noch freien OP-Termin an. Wie soll man Niesen verhindern?

OA Dr. Binder ist ein sehr kompetenter, couragierter Arzt, der nicht lange diskutiert, dem man einfach gehorchen muss. Ich mag ihn.

Hatte man das Gefühl, sich fünf Minuten im Schlaf zu befinden, wurde man durch irgendein Geräusch wieder geweckt. Es gab einen ständigen Wechsel zwischen piep-piep-piep, pipp-pipp-pipp, möp-möp-möp, tut-tut-tut, dem Aufblasen der Blutdruckmanschette oder dem ständigen Klingeln auf der Station, ausgelöst durch andere Patienten.

Ein weiteres Kapitel ist die Verdauung. Am Tag der OP muss man nüchtern sein, alles ist leer.

Am Tag danach wurde ich mit einer Suppe gefüttert, am Abend schon mit etwas Brot, am nächsten Morgen die Frage nach Kaffe und Brötchen. Ich vergaß, man fragte mich auch, ob ich Appetit auf ein Bier oder Pepsinwein hätte.

Hatte ich mich verhört?

Natürlich trank ich das nicht. Ich glaube, dass es 20 Jahre her ist, dass ich ein Bier getrunken habe, geschweige denn Pepsinwein.

Gleich darauf die Frage: „Hatten Sie heute schon Stuhlgang?"

Ja, wie denn? Woher denn?

Am Abend des zweiten Tages baute sich wohl eine Art Druck auf, allerdings nicht zu vergleichen mit dem Blasendruck nach den ersten drei Eingriffen.

Ich wurde bestimmt vier Mal entkabelt, zum Klo geführt und hatte jedes Mal nur Luft im Bauch oder Darm, Luft für einen ganzen Heißluftballon.

Erst am dritten Tag gelang der Durchbruch mit Hilfe eines süßen Wässerchens, das mir von einer Schwester verabreicht wurde.

Leider kann ich mich nicht mehr an die Namen aller Schwestern erinnern, die mich umsorgt haben, nur der Name vor Schwester Melinda ist mir im

Ohr geblieben. Warum, weiß ich nicht. Vielleicht hat sie sich besonders um mich bemüht.

Wieder musste ich entkabelt werden, zum Klo geführt werden und – welche Schande – ich konnte mich nicht mal selbst säubern.

Wie habe ich mich geschämt. Wie arm wird der Mensch, wenn er sich nicht mehr selbst helfen kann?

Ich war danach trotzdem sehr erleichtert. Dennoch konnte ich mein Frühstück nicht einnehmen. Mit gestrecktem Bein und großen Schmerzen biss ich in mein Brötchen, trank einen Schluck Kaffee und plötzlich drehte sich alles um mich herum, alles war ganz weit weg.

Ob ich auf mein Bett gefallen bin oder mich jemand hingelegt hat, weiß ich wieder nicht mehr.

Bei der darauffolgenden Visite wurde es als „Schwächeanfall" bezeichnet. Wer schwächelt, wird betraft.

Mittlerweile konnte ich nicht mehr liegen. Die Schmerzen im Rücken waren unerträglich. Die Schwestern halfen mir mit guter Pflege und Ratschlägen. So rollten sie mir eine Decke zusammen und platzierten sie mir am Rücken. Somit wurde die Wirbelsäule ein wenig entlastet.

Die Schmerzen im Bein waren noch nicht gegenwärtig, da sie durch viele Schmerzmittel unterdrückt wurden.

Zur Stärkung der Bauch- und Rückenmuskulatur gab mir eine Schwester einen Stützgurt.

So haben sie mich Schritt für Schritt wiederhergestellt und aufgerichtet.

Das größte Privileg jedoch, das mir zuteilwurde, war wenigstens das Einzelzimmer. Auch wenn die Schwestern auf diesen Stationen kaum Rücksicht nehmen konnten und sich nicht gerade leise bewegten, sondern die Türen knallen ließen, hatte ich das Zimmer wenigstens für mich alleine.

Auch wenn auf diesen Intensivstationen maximal zwei Personen in einem großen Zimmer liegen, hätte ich es nicht ausgehalten, direkt neben mir wieder einen Schnarcher zu haben.

Es wurden dann sechs Tage, die ich auf der Wachstation lag.

Die Hölle.

Die Hölle auch deshalb, weil auf dieser Station nur bzw. wieder schnarchende, Luft aus den Gedärmen abgebende, sich einpinkelnde, keuchende, stöhnende, schreiende, Exkremente unter sich lassende, meist ältere oder alte, sehr betagte Menschen lagen. Es ist schön, wenn Menschen alt werden können und dürfen. Doch die Bilder, die ich kurz vor Verlassen dieser Station wahrgenommen habe, erinnerten mich an den halben Weg zum Friedhof, an einen halben Leichenzug. Es lagen Menschen dort, denen die Gliedmaßen fehlten, die vor Schmerzen schrien. Menschen, die nicht mehr leben wollten, aber nach dem Eid des Sokrates noch mussten. Für viele ist es kein Leben mehr, eher ein Dahinvegetieren.

Es wurden Notfälle ausgerufen, um sie zu reanimieren. In Deutschland gibt es noch keine Sterbehilfe.

Dennoch wollten die meisten dieser Menschen auch wieder gesund werden, weil jeder ein Recht auf Leben hat.

Angesichts dieser schockierenden Bilder hilft mir die Aussage der Ärzte nicht, dass ich für diese Krankheit mindestens 30 Jahre zu jung sei. Krankheiten fragen nicht nach Alter und Schönheit. Ich fühlte mich auf dieser Station deplatziert und deprimiert.

Für mich ist geblieben, dass ich nach dem Aufenthalt auf dieser Station weit weg von Gut und Böse war oder es vielleicht noch teilweise bin. Bis zum heutigen Tag. Ich sehe die Welt mit anderen Augen an.

Viele meiner Mitmenschen verstehen nicht, warum ich das Lachen verlernt habe oder noch ernster geworden bin, als ich es eh schon war.

Ich verbiege mich für keinen, ich bin, wie ich bin. Wer mich nicht mag, nicht verstehen kann oder will, der muss es bleiben lassen.

Auf die Normalstation zurückgekehrt, wurde ich in gewohnter Weise sehr gut gepflegt.

Die Schmerzen waren heftig, Medikamente zuhauf, um sie einzudämmen.

Der Stationsarzt teilte mir mit, dass er bei meiner OP dem Professor assistiert hatte.

Er gab mir zu verstehen, dass es sich um eine sehr schwere und komplizierte Operation gehandelt habe, die selbst für ihn sehr schwer gewesen war, eine Operation, die es vor zehn Jahren noch gar nicht gegeben hatte.

Er sagte, dass ich vor zehn Jahren mein rechtes Bein verloren hätte.

Bei dieser Operation wurde ein Bypass in die iliaco femoralis implantiert.

Er gab mir auch zu verstehen, dass es viele Wochen dauern würde, bis ich meine gewohnten Tätigkeiten wieder aufnehmen könne.

Er sollte Recht behalten.

Nach insgesamt drei Wochen Aufenthalt durfte ich die Klinik verlassen. Auf eine Anschlussheilbehandlung (AHB) verzichtete ich. Ich konnte kaum laufen, durfte nur zwei Kilogramm tragen, durfte nicht schwimmen gehen und hatte eine Wunde, eine Narbe, die immerhin mit 50 Klammern bestückt war.

In den vielen Wochen zu Hause war es für mich, als wäre ich in einem anderen Körper.

Ich konnte meine Narbe nicht betrachten, ich konnte sie nicht anfassen. Es war ein Teil von mir, der nicht zu mir gehören wollte. Ich brauchte gefühlte Ewigkeiten, ehe ich mit dem Duschen fertig war und ganz behutsam jeden Millimeter dieser Narbe abgetupft hatte.

Bei der täglichen Narbenversorgung waren mir mein Mann und meine Tochter eine große Hilfe. Vielen Dank.

Ich weigerte mich einfach, zu akzeptieren, dass da plötzlich etwas Fremdes in meinem Körper war. Es musste aber bleiben, um weiterzuleben. Jeder weitere Tag brachte mich dem heutigen Ergebnis näher. Nach Monaten mit Schmerzmitteln, von Morphium bis zu Opiaten, bin ich heute wieder weg von diesen „Drogen" und auf meine regulären Medikamente eingestellt, die auch weiterhin helfen sollen, Risikofaktoren wie Bluthochdruck, Übergewicht und Stoffwechselstörung in Balance zu halten.

So hatte ich mir vorgenommen, eine Kur zu beantragen, wenn ich fit genug wäre, sie durchzuführen. Bis dahin vergingen noch viele Monate, mehr als ein halbes Jahr. In diesen Monaten bin ich von Physiotherapeuten des Klinikums I so weit wiederhergestellt worden, dass ich einen Antrag auf Reha stellen konnte.

Sie lesen richtig: Klinikum I. Allerdings nur zur ambulanten Physiotherapie. Denn das können die Physiotherapeutinnen und -therapeuten dort richtig gut. Das wusste ich noch von meiner Bandscheiben-OP.

Silvester 2010/11

Es gab einen Lichtblick im Dunkel der Krankengeschichte. Wir planten einen Kurztrip zu Silvester 2010/11 auf die Insel Rügen. Ein großer Urlaub war ja nicht möglich und wieder wollte ich mich nicht so weit vom Klinikum in Bad Neustadt entfernen, falls es Komplikationen geben sollte. Doch ich musste ein paar Tage raus aus diesem Alltagstrott, dem Alltag, der mich nicht wirklich forderte. Mit „Fordern" meine ich immer noch die geistige Herausforderung, weniger die Aufgaben im Haushalt. Da ich gerne koche, ist auch das Kochen nicht wirklich Arbeit für mich, sondern nur eine Abwechslung, ein kleines Nebenher. Für Frauen, die nicht kochen können, ist das ein echter Kampf und kann sogar für eine Partnerschaft gefährlich werden.

So fuhren wir mit einem renommierten Busunternehmen am 28. Dezember 2010 Richtung Insel Rügen. Wir freuten uns, andere Mitmenschen nicht. Wann hat man das Alter erreicht, das es gestattet, tun und lassen zu können, was man will, ohne weitere Begründungen abgeben zu müssen? Ich finde es schlimm, wenn die ältere Generation einem dann ein schlechtes Gewissen einredet.
Wer hat uns diese fünf Tage gegönnt?
Wenige vermutlich.
Die Reise war beschwerlich. Trotz ordentlicher, eingehaltener Pausen hatte ich mich bezüglich der Narbe ein wenig verkalkuliert. Das stundenlange Sitzen in doch etwas „zusammengedrückter" Position verursachte große Schmerzen. Ich litt, war aber froh, von zu Hause weg zu sein.
Wie ich es hasse, wenn am Neujahrstag alle Welt Besuche macht, um ein gesundes neues Jahr zu wünschen. Reicht da nicht auch ein Telefonat? Das werde ich irgendwann abschaffen.
O. k. Wir hatten noch nicht einmal unsere Reisetaschen ausgepackt, da klingelte mein Handy.
Ich war wütend, noch keine zwölf Stunden von zu Hause weg und schon wieder ein Telefonat. Es war unsere ältere Tochter, die uns mitteilen wollte und musste, dass meine alleinstehende Patentante verstorben ist.

Sie wäre die Treppe hinuntergestürzt und man hätte sie erst einen Tag später gefunden. Wie auch früher schon, sie ließ ja niemanden an sich heran oder in das Haus hinein.

Diese Patentante war wohl die Einzige, die uns diesen Urlaub gegönnt hatte, denn sie war selbst in jüngeren Jahren oft und gerne auf Reisen.

Ich lasse mir auch trotz Krankheit das Reisen von niemandem verbieten. Wenn der Moment des Sterbens kommt, will ich gelebt haben und nicht nur täglich 24 Stunden irgendwie verbracht haben. Ich will an all die schönen Reiseziele, die wir hatten, denken und einschlafen. Hoffentlich klappt das.

Doch was sollte ich nun mit diesem Anruf anfangen?

Feiern?

Abschalten?

Ich versuchte es. Zu Hause hätte ich nichts ausrichten können, da sich erst einmal die Polizei mit den näheren Umständen des Todes befassen musste.

Stellen Sie sich vor, das Unglück wäre einen Tag früher passiert, dann hätte ich doch schon aus Pietätsgründen nicht einfach in den Urlaub fahren können. Dann wäre auch das Geld verloren gewesen, denn niemand hätte mir in diesem Fall eine Erstattung bewilligt, da es sich um den Todesfall einer Familienangehörigen handelte, die sich vielleicht im vierten oder fünften Verwandtschaftsgrad befindet.

Also machten wir das Beste aus diesen fünf Tagen der geplanten Erholung.

Ich sollte nach dieser OP besonders viel laufen. Es schien so, als würde sich das flache Land auf der Insel Rügen dafür besonders gut eignen.

Nur hatten wir nicht mit den Schneemassen gerechnet, die das Laufen sichtlich erschwerten.

Eine Wanderung war besonders grausam. Es hätte nicht viel gefehlt und mein Mann hätte mich zum Hotel tragen können. Auf dieser Insel kann man sich eben nicht nach den angegebenen Kilometerangaben richten. So kam es, dass ich einer Wanderung von ca. einenhalb Kilometern zustimmte. Am Ende waren es vielleicht fünf Kilometer

Ich konnte keinen Fuß mehr vor den anderen setzen und wollte mich nur noch hinlegen. Auch sah ich keine bekannten Straßennamen mehr.

Mein Mann hatte sich verlaufen. Das durfte nicht wahr sein, dass sich jemand mit ausgeprägtem Orientierungssinn einfach verlaufen konnte. Ich fluchte, schimpfte, weinte und war endlich froh, unser Hotel wieder zu sehen. Es fing bereits an zu dunkeln.

Meinem Bein hat es bestimmt nicht geschadet, doch war da ja noch die große Narbe, die schmerzte und noch nicht völlig geschlossen war. Die großen Anstrengungen war ich noch nicht gewohnt.

Also, Pate, habe Dank, dass du nicht früher gestorben bist.

Sie wurde immerhin 92 Jahre alt. Ohne den Sturz würde sie mit Sicherheit heute noch leben.

Bürokratische Hürden

Denke ich an Behörden – bürokratische Hürden – in der Nacht, dann bin ich um den Schlaf gebracht (angelehnt an Heinrich Heine, aus: „Deutschland. Ein Wintermärchen").

Nun stellen Sie sich bitte vor, dass Ihnen jeder Schritt zu viel wird, Sie haben wegen vorheriger Krankengeschichten ständig Schmerzen und glauben noch daran, dass vielleicht der Staat eine kleine Hilfe bieten kann, eine kleine psychische Unterstützung geben kann. Sie beantragen einen Schwerbehindertengrad.
Die Antwort fällt nüchtern aus: 30 %.
Das hört sich gut an, bringt aber nicht viel. Sie legen Widerspruch ein. Das Ergebnis ist wieder nicht befriedigend.
Sie haben meine (es sind meine ganz persönlich empfundenen) Qualen gelesen, die Prognosen in den medizinischen Leitlinien sind nicht allzu rosig. Im Moment ist allerdings das Wichtigste für mich, dass ich die OP gut überstanden habe und der Heilungsprozess, wenn auch sehr langsam, vorangeht.
Aber genau das ist der Punkt. Auf diesen Bypass bekomme ich nur einen Schwerbeschädigungsgrad von 10 % anerkannt. 10 %, ich muss es wiederholen, auch wenn sich der Grad deshalb nicht verdoppelt.
Erst wenn ich das Bein verloren hätte, dann hätte ich vielleicht einen Behindertengrad von 50 % bekommen. Doch auch das glaube ich nicht mehr. In unserer Gesellschaft ist nichts so stabil wie die Veränderung und nichts so flexibel wie wechselnde Mitarbeiter in Unternehmen oder Ansprechpartner in puncto Serviceleistungen. Wenn Sie glauben, Sie wären einen Schritt vorwärtsgekommen, dann muss plötzlich der nächste Mitarbeiter unterschreiben und Sie fangen wieder an, alles zu erzählen. Genau das ist es, was der Staat will. Verwirrung, Unruhe, Unzufriedenheit – alles endet irgendwann in Resignation und Gleichgültigkeit. Wenn Sie aufgegeben haben zu kämpfen, ist der Staat zufrieden, denn dann muss er nicht zahlen. Dafür kann sich irgendwer wieder die Diäten erhöhen.

Wenn Patienten dann irgendwann signalisieren, dass sie mit einem Bein leben können, ohne Prothese, dann kommt vielleicht eine ganz schlaue Person daher, die sich wieder profilieren muss oder möchte, und proklamiert, dass man erst ohne beide Beine, nicht ohne ein Bein, schwerbeschädigt sei. Auch muss ich hinzufügen, dass ich auf die gut operierte Bandscheibe 10 % erhalten habe und dass ich die genannten 30 % auf meinen geschädigten Rücken erhalten habe. Fakt ist, die einzelnen Krankheitsschädigungen, sprich Prozente, dürfen nicht addiert werden. Dann hätte ich nämlich genau die 50 %, die mir ein wenig helfen würden. Ich will arbeiten, kann aber nicht mehr wie in den vergangen 30 Dienstjahren nahezu pausenlos rotieren.

Es ist doch einfach verrückt. Prozente dürfen nicht addiert werden, aber es handelt sich um ein und denselben Körper, um meinen Körper. Derselbe Körper, der auch nicht trennen kann, welcher Schmerz sich am oder in welchem Körperteil meldet.

Wie kann ich meinem Körper signalisieren, dass ich heute keine Rückenschmerzen gebrauchen kann, dass ich morgen absolut fit im Laufen sein muss und dass mir bitte beim Fernsehen der Halswirbel nicht wehtun möchte? Er wird nicht verstehen, dass ich nicht einschlafen sollte, da ich mich sonst anschließend nicht bewegen kann, weil ich zur Stabilisierung eine Palacos-Schicht zwischen den Halswirbeln habe.

Ich wünsche mir sehnlichst, dass es auch hier einen Schmerzsimulator gäbe, der sowohl Ärzte, Sozialminister, Familienminister, aber vor allen Dingen Mitarbeiter in Sozialämtern schmerzhaft erleiden lässt, was es heißt, mit einer Krankheit zu leben.

Sie alle müssten kurzfristig mit Schmerzen eines Infarktes, eines verlorenen Gliedmaßes, eingegipst oder an ein Bett gefesselt ihre Entscheidungen zwei Mal überdenken dürfen.

Bisher werden diese Entscheidungen doch nur nach Katalogen gefällt, aufgelistet mit Ziffern, als ob es sich um eine Einkaufsliste handeln würde, die man einfach abarbeitet. Diese Bürokraten interessiert es nicht, wie es dem Patienten geht, den Mitarbeiter schon gar nicht.

Wenn Sie von Anfang an, vom ersten Antrag an, den eiskalten Mitarbeiter bekommen, haben Sie verloren.

Ach ja, lieb gewonnene Hobbys, zum Teil Lebensinhalte, können auch nicht mehr bedient, nicht mehr erfüllt werden, wie zum Beispiel bei uns das Tanzen.

Tanz

„Arrivederci Hans, das war der letzte Tanz,
das Licht geht aus im Lokal,
drum küss mich noch mal,
bevor wir nach Hause gehen …"

So oder so ähnlich lautet eine Strophe in einem uralten Schlager.

Noch vor zwei Jahren waren wir begeistert dabei.
Mittlerweile ist es mit dem Tanzen vorbei.

Bewegung, so heißt es, tut bei dieser Krankheit sehr gut.
Die Bilder der Prospekte versprechen viel –
die Realität sieht anders aus.

Nur Mut, ich ziehe meinen Hut.

März 2011

Im März 2011 feierte meine Mama ihren 80. Geburtstag wie gewohnt in großer Runde mit vielen Gästen. Feiern und Kuchenbacken für die Welt sind zu ihrem Hobby geworden. Eigentlich müsste sie dafür ins Guinnessbuch der Rekorde eingetragen werden.

Leider fand diese Feier schon ohne meinen Papa statt. Bereits 2007 musste er sterben. Ich hatte somit 2008 keine Gelegenheit mehr, ihm zu sagen, dass ich nicht nur seinen guten und hellwachen Geist, sondern auch die Gene seines Körpers, sprich ähnliche Krankheitssymptome, geerbt hatte.

Ich konnte bei Vorbereitungen zu dieser Feier nicht wie gewohnt helfen, da der Heilungsprozess nach meiner OP im September noch nicht beendet war.

Warum ich die Feier erwähne, hat natürlich einen Grund.

Ich habe mich geärgert, geärgert über einige Verwandte, und tue es noch heute.

Sie fragen nicht einmal, mit welcher Krankheit ich mich herumschlagen muss. Sie tun es ab mit Bemerkungen wie: „Das wird schon wieder." Oder: „So schlimm kann es doch gar nicht gewesen sein."

Warum fragen sie nicht?

Haben sie Angst oder interessiert es sie nicht?

Ich habe Jammern nie vorgelebt bekommen. Ich jammere nicht. Vielleicht ist das ein Fehler.

Juni 2011

Im Juni 2011 versuchte ich, die letzten zwei Jahre meines Lebens und die Aufenthalte in den Kliniken während meiner Rehabilitationsmaßnahme zu verarbeiten. Bis dahin hatte ich keine Zeit dafür, da ich immer wenn ich am Aufatmen war, bereits wieder im Krankenhaus lag. Das war rein rechnerisch gesehen vier Mal in anderthalb Jahren.

Wenn man den neuesten erschreckenden Zahlen aus einer Stellungnahme deutscher Medizinerorganisationen vom Februar 2012 Glauben schenken darf, auch nur annähernd Glauben schenken darf, sterben jährlich bis zu 300 Menschen an Infektionen, die sie sich in deutschen Krankenhäusern, Rehabilitationskliniken und Praxen zugezogen haben. In Anbetracht dessen muss ich dankbar sein, dass ich vier Mal eine Klinik lebend und bis dato ohne Viren oder Keime verlassen durfte. Auch das gleicht wohl einem Lottogewinn.

2012 bis April 2013

Ach ja, da war doch noch etwas. Es gab noch ein kleines Nachspiel, wieder in Bad Neustadt. Man könnte es direkt schon „Heimspiel" nennen.
An anderer Stelle hatte ich bereits berichtet, dass die Narbe irgendwie immer an einer Stelle drückte und immer genau an der Hosennaht.
Als ich im Frühjahr 2012 bei Prof. Schweiger zu einer routinemäßigen Nachuntersuchung war, habe ich ihm mein Problem und die damit verbundenen Unannehmlichkeiten geschildert. Er erklärte mir, dass es sich um ein **Fadengranulom** handele, das sich eigentlich selbst auflösen sollte, was es aber nicht tat.
Ich sollte entscheiden, wann ich für den Eingriff, eine erneute Operation, bereit wäre. Spätestens dann, wenn die Schmerzen nicht mehr zum Aushalten wären.

Nach mehr als einem Jahr der Selbstheilung waren die Schmerzen nicht mehr zu ertragen. Also rief ich die allseits bekannte Nummer an und bat um einen Termin.
Welch ein Schreck! Zunächst meldete sich eine für mich neue Stimme. O. k., es gibt Urlaubsvertretungen, Mitarbeiter gehen in den Ruhestand und es soll auch noch Neueinstellungen geben.
Mein Schreck war aber noch um vieles größer, als ich hörte, dass Prof. Schweiger das Unternehmen verlassen hatte. Eine gefühlt lange Zeit habe ich wohl am Telefon nicht geantwortet. Ich war geschockt und enttäuscht, gerade zu einem Zeitpunkt, als ich ein vertrauensvolles Verhältnis zu ihm aufgebaut hatte.
Er wird symbolisch gesehen immer die erste Urlaubskarte bekommen, denn ohne sein Wissen, seine vermutlich perfekten Hände zum Operieren könnte ich wahrscheinlich nicht mehr mit zwei Beinen verreisen – und immer mit dem Gedanken im Hinterkopf, dass es diese Art von Operation vor zehn Jahren noch nicht gab. Ich bin ihm sehr dankbar.
Ich machte mir plötzlich auch Sorgen um ihn Vielleicht war er selbst krank, vielleicht gar gestorben. Auch Ärzte können plötzlich sterben.

Wie durch Zufall erhielt ich im Januar 2013 Post von Prof. Schweiger. Er bot mir an, ich könne ihn gerne in seiner neuen Praxis besuchen. Doch diese ist räumlich von meinem Zuhause zu weit entfernt.

Außerdem hatte ich bereits einen Termin bei PD Dr. T. Schmandra, dem neuen Chefarzt der Gefäßchirurgie. Meine Befürchtungen, die sogenannte „Chemie" könnte nicht stimmen, wurden Gott sei Dank nicht bestätigt.

Unser erstes Treffen empfand ich als sehr angenehm, Dr. Schmandra selbst war nach dem ersten Eindruck kein Doktor der vielen Worte. Er erklärte knapp und präzise das Problem sowie eventuell anstehende Behandlungsmethoden und hatte dabei immer ein Lächeln im Gesicht. Das gefällt mir. Das Problem erläutert bzw. ertastet, kam er zur selben Entscheidung wie Prof. Schweiger.

In diesem Jahr der Selbstheilung war es so, dass dieser eine Punkt an der Narbe, dieser Zentimeter, mal geschlossen war und mal wieder geöffnet. Dieser Zustand war für mich nicht mehr tragbar, da ich täglich mit Verband und anderen Abdeckungen zur Polsterung an die Arbeit ging. Schließlich konnte und kann ich mich vor Studenten nicht in einer Jogginghose präsentieren.

Auch litt meine sportliche Betätigung darunter. Nach Jahrzehnten hatte ich mich dazu entschlossen, in einem Sportzentrum ein wenig Sport zu treiben. Doch mit einer offenen Wunde war das nicht möglich. Also fing ich nach vielen Wochen wieder von vorne an.

Nach einer erneuten Untersuchung im März 2013 haben wir zu Hause genau drei Wochen gebraucht, um die Wunde wieder heilen zu lassen, besser gesagt hat mein Mann diese Stelle gepflegt. Danke.

Ich war nahe dran, den OP-Termin abzusagen, doch es wäre ein weiteres Hinauszögern gewesen und keine Lösung.

So kam ich wieder auf die G5. In gewohnt freundlicher Weise wurde ich empfangen, nachdem die Anmeldung an der Rezeption nicht mal fünf Minuten gedauert hatte.

Nach Augenblicken des Schauens hatte bei Stationsschwester Carola der Wiedererkennungswert eingesetzt. O. k., es waren immerhin zweieinhalb

Jahre nach dem letzten Aufenthalt, nach meiner OP, vergangen. Schließlich haben diese Stationen nicht über Patientenmangel zu klagen. Ihren Dienst verrichteten auf dieser Station nach wie vor Stationsarzt Dr. Durmus, Oberarzt Dr. Agaev, Gefäßassistentin Yvonne, die Schwestern Helga, Katharina, Stefanie, Danuta und Pfleger Alex. Auch die Küchenfrauen Anna, Gabi und Oksana arbeiteten noch hier. Das fand ich schön. Es gibt eine natürliche Fluktuation, doch ein Stamm ist geblieben, das spricht für sich. Ganz neu war eben Chefarzt PD Dr. Schmandra.

Das gesamte Personal war wie bei jedem Aufenthalt freundlich, zuvorkommend, wenn nötig auch streng und fordernd, aber immer mit einem Lächeln im Gesicht. Gibt es in Bad Neustadt für das Lächeln Geld oder herrscht hier einfach ein anderes Arbeiten miteinander, eine andere Arbeitskultur? Haben die Schwestern eine höhere Eigenmotivation?
Ich weiß es nicht.

Nun bin ich auf dem Weg der Genesung und bete darum, dass es keine Verlängerung dieses Heimspiels gibt und auch ein erneutes Freundschaftsspiel in unbekannte Ferne gerückt ist.

Ich hatte bereits im Oktober 2011 mit meinem Tagebuch begonnen und bin nun erstaunt, wie viel ich bereits geschrieben habe. Schließlich stand ich unter Morphium und später unter Opiaten. Auf die Frage, wie das möglich sei, unter Einfluss dieser Mittel zu schreiben, bekam ich von einem Arzt die Antwort, dass das sehr gut ginge, da man stellenweise ein wenig in Trance wäre.

So ist es womöglich kein Zufall, dass berühmte Sänger wie Freddie Mercury oder Jimi Hendrix und andere mehr oder weniger „stoned" waren (mit irgendwelchen berauschenden Mitteln vollgepumpt), als sie ihre Welthits komponierten und sangen. Vielleicht sind solche einmaligen Lieder und Gesänge nur in Trance möglich.

Hier möchte ich den Kreis schließen und meinen Bericht beenden. Ich bin eben kein Star.

Ein Dankeschön an meine Familie, die mich in den zurückliegenden drei bis vier Jahren enger begleitet hat, zum Teil begleiten musste, als in meinen 50 Lebensjahren zuvor.

Das größte Dankeschön gilt meinem Mann, der immer für mich da war, mir half, ohne nervige Fragen zu stellen. Wir verstehen uns auch ohne Worte. Er hat mich die ersten drei Monate des Jahres 2009 zu allen Behandlungen gefahren, da ich ja dazu nicht in der Lage war, bedingt durch die eingeschränkte Beweglichkeit und die Medikamente.

Ein ebenso großes Dankeschön auch an meine ältere Tochter Rebecca, die wochenlang meine Narbe versorgt hat und mir somit weitere Arztbesuche oder Krankentransporte erspart hat.

Sie hat auch den größten Einblick in diese Krankengeschichte und konnte mir im Nachgang vieles erklären. Heute weiß ich, warum sie mir keine Diagnose gestellt hat. Gut so.

Ich danke auch meinen Kolleginnen und Kollegen, die sich um mich gesorgt haben, die mich gedrängt haben, Hilfe anzunehmen, und so auch ein Stück zu meiner Rettung beigetragen haben. Ich möchte sie hier nicht einzeln benennen, um niemanden zu vergessen und somit vielleicht zu verletzen. Danke.

Danke an Prof. Dr. med. H. Schweiger, PD Dr. T. Schmandra und das Ärzteteam der Herz- und Gefäß-Klinik Bad Neustadt an der Saale, das sich um mich gekümmert hat.

Danke an meinen Hausarzt Dr. R. S. und sein Team.

Danke dem Team der Station G5 der Herz- und Gefäß-Klinik Bad Neustadt/Saale.

Danke dem Team der Station H3.

Danke an den Bereich der Physiotherapie in Klinikum I.

Epilog

Für alle Betroffenen oder Angehörige von Betroffenen, die vielleicht immer noch krampfhaft versuchen, Symptome zuzuordnen. Ich kann nur raten, sehr frühzeitig Auffälligkeiten, Unregelmäßigkeiten irgendwelcher Art abklären zu lassen, wenn etwas plötzlich anders im oder am Körper ist. Ich empfehle, die familiäre Disposition, die Erbanlagen zu erforschen oder erforschen zu lassen.

Ich hätte mir in meiner Jugend oder auch meiner späteren Jugend nicht träumen lassen, dass ich bezüglich der Gefäße, der Arterien, zu 90 % die Erbmasse meines Vaters habe. Wer geht mit 18 Jahren schon zum Arzt und bittet darum, die Gefäße untersuchen zu lassen bzw. alle Krankheitsrisiken abklären zu lassen? Ich bin auch nie von einer Vererbung ausgegangen.
Ich habe keinen Arzt gefragt, ob ich rauchen darf oder es aufgrund der familiären Anamnese besser bleiben lassen sollte. Wer macht das schon? Diesem Versäumnis bin ich nunmehr erlegen. Heute weiß ich, dass das Rauchen für die meisten Menschen sehr schädlich ist und sie es zu spät bemerken oder bemerken wollen.
Noch vor acht Jahren habe ich mich sogar in den USA, wo man damals schon sehr gegen das Rauchen eingestellt war, nicht davon abbringen lassen, zu rauchen. Es gab bei einem Besuch ein sehr eigenartiges Erlebnis. Neben vielleicht 20 Gästen (wie erwähnt in den USA) war ich leider die einzige Raucherin. Eine Frau ließ mich allerdings bei der Gelegenheit wissen, dass sie nichts gegen das Rauchen habe. Ihr Vater hatte große Tabakplantagen und verdiente damit sein Geld. Vermutlich leben auch diese Frau oder die weiteren Nachkommen ihres Vaters heute noch davon, vorausgesetzt, sie rauchen selbst nicht. Das ist nicht immer eine Garantie dafür, nicht früh zu sterben, aber es erhöht die Wahrscheinlichkeit.
Es gibt viele Schicksale, die meinem gleichen, wohl aber gibt es nicht so viele, die ihre Geschichte auch für andere schriftlich in Worte fassen können.
Trotzdem kann man ein Schicksal nicht mit dem anderen vergleichen, weil jeder Mensch einmalig ist, und die Umstände, die ihn begleiten, sind es auch.

Glossar

1. Claudicatio intermittens: lat. für „Hinken".
Auch „Dysbasia intermittens", „intermittierendes Hinken". Auftre-ten heftiger Wadenschmerzen nach dem Gehen einer bestimmten Wegstrecke (verstärkt bei schnellem Gehen, Aufwärtssteigen und Kälte), die zum Stehenbleiben zwingen und nach einigen Minuten wieder verschwinden, um bei erneuter Belastung wieder aufzutre-ten. Wird auch „Schaufensterkrankheit" genannt, da die Patien-ten häufig das Verschwinden der Schmerzen vor Schaufenstern abwarten. Siehe auch unter „pAVK".

2. Blutdruckwerte (engl. *blood pressure*):
Blutdruck: der in Blutgefäßen und Herzkammern herrschende Druck des Blutes. Der arterielle Blutdruck wird in bzw. an einer peripheren Arterie in mmHg bzw. kPa (Pascal) gemessen. Er be-wirkt die Blutzirkulation, ist abhängig von Herzleistung und Gefäß-widerstand (Tonus und Elastizität der Gefäßwand) und wird durch die Blutdruckregelung des Körpers gesteuert. Optimal ist ein Wert von 120/80 mmHg. Als normal gelten Werte bis 130/90 mmHg.

3. Burn-out (engl. *to burn out:* „ausbrennen"):
Zustand extremer physischer und psychischer Erschöpfung, meist durch Stress ausgelöst.

4. Synapse:
Verknüpfung zwischen Nerven-, Sinnes- und Muskelzellen zur Reizübertragung.

5. pAVK: periphere arterielle Verschlusskrankheit (engl. *peripheral artery occlusive disease,* PAOD).
Umgangssprachlich auch „Schaufensterkrankheit" genannt.
Eine Störung der arteriellen Durchblutung der Extremitäten. Sie entsteht durch Einengung (Stenose) oder Verschluss (Okklusion) der Hauptschlagader (Aorta) oder der die Extremitäten versor-genden Arterien. Hauptursache ist zu etwa 95 % die Arterienver-kalkung, die sogenannte Arteriosklerose.

Daneben sind es zu einem geringen Anteil entzündliche Gefäß-
krankheiten, die eine arterielle Verschlusskrankheit hervorrufen
können. Die Erkrankung gehört zu den chronischen Gefäßkrank-
heiten der Arterien. Zur Abgrenzung von akuten Verschlüssen
der Arterien und anderen chronischen durch Arteriosklerose
hervorgerufenen Erkrankungen wie beispielsweise der koronaren
Herzkrankheit wird sie daher auch als „Chronische arterielle Verschlusskrankheit der Extremitäten" bezeichnet.
Die arterielle Verschlusskrankheit befällt überwiegend die Arterien der unteren Extremitäten. Die Beschwerden der Betroffenen
sind vom Stadium der Krankheit abhängig und reichen von sub-
jektiver Beschwerdelosigkeit (asymptomatisches Stadium) über
belastungsabhängige Schmerzen mit Einschränkung der Gehstrecke (Claudicatio intermittens) bis hin zur amputationspflichtigen
Gangrän. In Deutschland leiden nach Angaben der Deutschen
Gesellschaft für Angiologie/Gesellschaft für Gefäßmedizin e. V.
rund 4,5 Millionen Menschen an einer pAVK.

6. Stent: Gefäßstütze, Gefäßprothese.
    Medizinisches Implantat (meist Drahtgeflecht), häufig in Blutge-
    fäßen, um verengte Gefäße zu dehnen und einen Verschluss zu
    verhindern.

7. Bypass (engl. für „Umleitung"):
    Operative Einpflanzung eines Ersatzstückes (Bypass) in ein Blutge-
    fäß.

8. MRT: Magnetresonanztomographie:
    Magnetresonanz (engl. *magnetic resonance;* Abk. MR); physikali-
    scher Vorgang, der mit der Ausrichtung und Messung von Elektro-
    nen (Elektronenspinresonanz, Abk. ESR) oder geeigneten Atom-
    kernen (Kernspinresonanz) verbunden ist. Durch Anlegen eines
    konstanten äußeren Magnetfeldes an wasserstoffhaltiges Material
    (organische Substanzen, Körpergewebe) werden die magnetischen
    Momente der Protonen ausgerichtet und führen eine rotierende
    Bewegung mit einer bestimmten Frequenz (Larmorfrequenz) aus,

die proportional zur Stärke des äußeren Magnetfeldes ist. Diese ausgesandten Wellen können mit Detektorspulen aufgefangen werden und geben Auskunft über Protonendichte und chemische Umgebung der Protonen in der zu untersuchenden Substanz.
In der Kernspintomographie können unterschiedliche Gewebe (v. a. Weichteilgewebe) differenziert werden, die für dünne Schnitte durch den Körper (Tomographie) meist in Grautonbildern sichtbar gemacht werden können.

9.   Dopplersonographie: Besondere Methode zur Untersuchung der Blutströmung durch Ultraschall.
Formen: Farbdoppler- oder Powerdopplersonographie.
Anwendung: z. B in der Angiologie und Gefäßchirurgie zur Diagnose venöser und arterieller Gefäßerkrankungen (Beurteilung der Strömungsverhältnisse) sowie intraoperativ zum Nachweis der Durchblutung.

10. PTA: Perkutane transluminale Angioplastie:
Erweiterung eines verengten oder verschlossenen Blutgefäßes mittels verschiedener Verfahren.

11. MRSA: Methicillinresistenter (auch multiresistenter) Staphylococcus aureus:
Infektionserreger, der gegen bestimmte Antibiotika resistent ist.

12. Dilatation: Dehnung, Vergrößerung, Erweiterung.

13. Port: Zugang.